全国职业院校教育规划教材

全国高等职业教育新形态规划教材

供康复治疗技术、中医康复技术、针灸推拿学、中医学、临床医学等专业用

中医养生保健技能

主编　潘华山　王丕琦

全国百佳图书出版单位

中国中医药出版社

·北京·

图书在版编目（CIP）数据

中医养生保健技能 / 潘华山，王丕琦主编. -- 北京：
中国中医药出版社，2025.8. --（全国职业院校教育规
划教材）（全国高等职业教育新形态规划教材）.

ISBN 978-7-5132-9690-8

Ⅰ . R212

中国国家版本馆 CIP 数据核字第 20259G8A79 号

中国中医药出版社出版

北京经济技术开发区科创十三街 31 号院二区 8 号楼
邮政编码　100176
传真　010-64405721
山东华立印务有限公司印刷
各地新华书店经销

开本 850×1168　1/16　印张 7.5　字数 234 千字
2025 年 8 月第 1 版　2025 年 8 月第 1 次印刷
书号　ISBN 978-7-5132-9690-8

定价　38.00 元
网址　www.cptcm.com

服 务 热 线　010-64405510
购 书 热 线　010-89535836
维 权 打 假　010-64405753

微信服务号　zgzyycbs
微商城网址　https://kdt.im/LIdUGr
官 方 微 博　http://e.weibo.com/cptcm
天猫旗舰店网址　https://zgzyycbs.tmall.com

如有印装质量问题请与本社出版部联系（010-64405510）

全国职业院校教育规划教材
全国高等职业教育新形态规划教材

《中医养生保健技能》
编委会

主　　编　潘华山　王丕琦
副 主 编　何　洲　鲁　刚　郑永亮　舒　婧
编　　委　（以姓氏笔画为序）

王丕琦（红河卫生职业学院）

王华杭（商丘医学高等专科学校）

叶美琴（广东江门中医药职业学院）

史　洁（北京卫生职业学院）

刘　丽（湖南中医药高等专科学校）

刘　轩（甘肃卫生职业学院）

李蔚林（山东药品食品职业学院）

杨春花（长春医学高等专科学校）

杨雪艳（保山中医药高等专科学校）

何　洲（大理护理职业学院）

何亦宽（红河卫生职业学院）

邹丽娟（广东潮州卫生健康职业学院）

罗红柳（重庆三峡医药高等专科学校）

郑永亮（江苏医药职业学院）

赵惠连（抚州医药学院）

钟　瑜（广东食品药品职业学院）

姚　瑶（中山大学附属第八医院）

秦　义（齐鲁医药学院）

耿　鑫（红河卫生职业学院）

舒　婧（广东江门中医药职业学院）

鲁　刚（陕西中医药大学）

缪志倩（昆明卫生职业学院）

潘华山（广东食品药品职业学院）

前　言

"全国高等职业教育新形态规划教材"是为贯彻党的二十大精神和党的教育精神，落实《关于深化现代职业教育体系建设改革的意见》《国家职业教育改革实施方案》《关于推动现代职业教育高质量发展的意见》等文件精神，由中国中医药出版社联合全国多所高职高专院校及行业专家统一规划建设的，旨在提升医药职业教育对全民健康和地方经济的贡献度，提高职业技术院校学生的实践操作能力，实现职业教育与产业需求、岗位胜任能力的紧密对接，突出新时代中医药职业教育的特色。

中国中医药出版社直属于国家中医药管理局，中央一级文化企业。中国中医药出版社是全国中医药行业规划教材出版基地，国家中医、中西医结合执业（助理）医师资格考试大纲和细则及实践技能指导用书授权出版单位，全国中医药专业技术资格考试大纲和细则授权出版单位，与国家中医药管理局中医师资格认证中心建立了良好的战略合作伙伴关系。目前，全国中医药行业高等职业教育规划教材已延续至第 6 版，覆盖了中医学、中药学、针灸推拿、中医骨伤、康复治疗技术、中医养生保健等多专业，已构建起从基础理论到实践应用的较为完整的教学体系。

本套教材由 50 余所开展康复治疗技术专业高等职业教育的院校及相关医院、医药企业等单位，按照教育部公布的《高等职业学校专业教学标准》内容，并结合目前康复治疗技术的临床实际联合组织编写。本套教材可供康复治疗技术、中医康复技术、中医养生保健、中医骨伤等专业使用，具有以下特点：

1. 坚持立德树人，融入课程思政内容和党的二十大精神。把立德树人贯穿教材建设全过程、各方面，体现课程思政建设新要求，推进课程思政与医药人文的融合，大力培育和践行社会主义核心价值观，健全德技并修、工学结合的育人机制，努力培养德智体美劳全面发展的社会主义建设者和接班人。

2. 加强教材编写顶层设计，科学构建教材的主体框架，打造职业行动能力导向明确的金教材。教材编写落实"三个面向"，始终围绕医药职业教育技术技能型、应用型人才培养目标，以学生为中心，以岗位胜任力、产业需求为导向，内容设计符合职业院校学生认知特点和职业教育教学实际，体现了先进的职业教育理念。

3. 与岗位需求对接，加强产教融合。教材突出理论与实践相结合，强调动手能力、实践能力的培养。鼓励专业课程教材融入产业发展的新技术、新工艺、新规范、新标准，满足学生适应项目学习、案例学习、模块化学习等不同学习方式的要求，注重以典型案例为载体组织教学单元、有效激发学生的学习兴趣和创新潜能。

4.强调质量意识，打造精品示范教材。将质量意识、精品意识贯穿教材编写全过程。围绕现行教材出现的问题，以问题为导向，有针对性地对教材内容进行修订完善，力求打造适应职业教育人才培养需求的精品示范教材。

5.加强教材数字化建设。适应新形态教材建设需求，打造精品融合教材，探索新型数字教材。将新技术融入教材建设，丰富数字化教学资源，满足职业教育教学需求。

6.与考试接轨。编写内容科学、规范，突出职业教育技术技能人才培养目标，与康复医学治疗技术（士）职业资格考试大纲一致，与考试接轨，提高学生的考试通过率。

本套教材的建设，凝聚了全国康复行业职业教育工作者的集体智慧，体现了全国康复行业齐心协力、求真务实的工作作风，代表了全国康复行业为"十五五"期间康复事业发展和人才培养所做的共同努力，谨此向有关单位和个人致以衷心的感谢。希望本套教材的出版，能够对全国康复行业职业教育教学发展和人才培养产生积极的推动作用。需要说明的是，尽管所有组织者与编写者竭尽心智，精益求精，本套教材仍有一定的提升空间，敬请各教学单位、教学人员及广大学生多提宝贵意见和建议，以便修订时进一步提高。

中国中医药出版社

2025 年 6 月

编写说明

在当今快节奏的现代生活中，人们面临着诸多健康挑战，如亚健康状态的普遍存在、慢性疾病的日益增多等。随着健康意识的不断提升，越来越多的人开始关注如何通过科学合理的方法来维护和提升自身健康水平。中医养生保健，作为中华民族传统医学的瑰宝，以其独特的理论体系和丰富的实践经验，为人们提供了一种全面、自然且有效的健康管理模式。

《中医养生保健技能》一书正是基于这一时代需求而精心编撰的。全书涵盖中医养生保健的多个重要领域，包括中医养生的基本理念、历史发展、核心原则，以及饮食药膳、针刺艾灸、传统运动、推拿、拔罐等多种养生方法的详细介绍与实践应用。书中不仅深入阐述了中医养生的理论基础，如中医对健康与疾病的认识、养生的基本特征与目的，而且结合大量实际案例，详细介绍了各种养生方法的操作步骤、适用人群、注意事项等，旨在帮助读者全面了解中医养生保健知识，掌握实用的养生技能，从而更好地应用于日常生活，提升自身健康素养。

在编写过程中，编者充分考虑了不同读者的需求和阅读习惯。无论是中医养生的初学者，还是有一定基础的爱好者，都能从书中找到适合自己的内容。对于医学生来说，书中通俗易懂的语言有助于快速入门，建立起对中医养生的基本认识；而对于有一定基础的读者，则可以通过书中深入的理论分析和实践案例，进一步深化对中医养生的理解，提升养生保健水平。

本书共分十章：第一章由潘华山、邹丽娟编写，第二章由潘华山、钟瑜编写，第三章由鲁刚、姚瑶编写，第四章由舒婧、叶美琴编写，第五章由王丕琦、何亦宽、耿鑫编写，第六章由何洲、缪志倩编写，第七章由郑永亮、李蔚林、秦义编写，第八章由史洁编写，第九章由罗红柳编写，第十章由王华杭、杨雪艳、刘轩、刘丽、杨春花、赵惠连编写。

希望本书的出版，能够让更多的人了解中医养生保健的智慧，掌握科学的养生方法，从而在忙碌的生活中找到属于自己的健康之道，实现身心的和谐与健康。

《中医养生保健技能》编委会

2025 年 7 月

目 录

第一章 绪 论

中医养生保健是指在中医理论指导下，通过各种方法达到增强体质、预防疾病、延年益寿目的的保健活动。中医养生的理念是顺应自然、阴阳平衡、因人而异，强调整体观念和个体化治疗，通过内外调理达到身心健康的目的。

一、中医养生保健的基本特征

1. 整体性与系统性 中医养生保健注重人体整体的协调与平衡，认为人体是一个有机整体，各部分之间相互联系、相互影响。因此，养生保健不是仅关注某一方面的健康，而是从整体上调理身体，达到全面的健康状态。

2. 个体化与差异性 每个人的体质、生活习惯、所处环境等因素不同，因此中医养生保健强调因人而异，根据个体的具体情况制定个性化的保健方案。

3. 预防为主 养生保健的核心思想是"治未病"，即在疾病发生之前进行预防。通过调整饮食、作息、运动等方式，增强身体的抵抗力和免疫力，从而预防疾病的发生。

二、中医养生保健的目的和意义

1. 预防疾病 中医养生保健的核心目的是"治未病"，即在疾病发生之前，通过调整人体的阴阳平衡、气血流动以及脏腑功能，达到预防疾病的目的。

2. 延缓衰老 中医养生保健强调保持气血通畅、精神愉悦，从而延缓衰老过程。合理的养生方法可以使身体保持年轻状态，延长寿命。

3. 传承和弘扬中医文化 中医养生保健作为中国传统文化的重要组成部分，具有深厚的历史底蕴和文化内涵。推广和实践中医养生保健知识，有助于传承和弘扬中医文化，增强民族自豪感和文化自信心。

4. 推动健康中国建设 随着《"健康中国 2030"规划纲要》的深入实施，中医养生保健在推动健康中国建设中发挥着越来越重要的作用。中医养生保健知识的普及，可提高人们的健康素养和自我保健能力，有助于构建健康、和谐的社会。

考点与重点 中医养生保健的基本特征

第一节　中医养生保健发展简史

中医养生保健作为中华传统文化的重要组成部分，经历了数千年的发展与沉淀，形成了独特的理论体系和实践方法。其核心理念强调与自然和谐共生，倡导身心平衡，通过调整生活方式、饮食结构和心理状态来维持健康状态。本节将系统梳理从远古到现代各个历史阶段中医养生保健的发展历程。

一、远古至先秦时期

1. 萌芽时期　在远古时期，人类通过观察自然现象和总结生活经验，逐渐形成了初步的养生意识。以季节的变化为依据，人们开始调整作息时间；通过用火取暖和熟食来减少疾病的发生；模仿动物动作，探索导引术的雏形；积累草药知识，探索保持健康的多种途径。这一时期的养生理念尚不系统，但通过民间的经验传承与不断探索，逐渐形成了初步的健康观念。

2. 奠基时期　先秦时期是中华文明从原始社会向奴隶制社会转变、再逐渐确立封建制度的重要阶段，包括夏、商、西周和春秋战国等历史时期。在这一背景下，中医养生保健深受道家、儒家和阴阳家哲学思想的影响，逐渐发展为初步的理论体系，为中医学核心理念的形成奠定了基础。阴阳五行学说的系统化尤为突出，《管子》提出"人与天调"，将阴阳概念上升至哲学范畴，解释人体生理状态与病理改变。五行（木、火、土、金、水）与五脏、季节及情志相互对应，形成整体关联。道家的"自然无为"思想强调顺应自然以实现长寿，而儒家的"中和"理念倡导节制与均衡的生活方式。

二、汉 唐 时 期

汉代是中医养生思想发展的关键时期，在先秦理论基础上实现了养生理念的系统化并取得重要突破。《黄帝内经》经长时间集结成书于此，该书整合了阴阳五行学说与脏腑经络学说，提出"法于阴阳，和于术数"的养生总纲，强调"治未病"的预防思想，发展了"形神共养"理论，并倡导"恬淡虚无"。道教的兴起推动了对"长生久视"的追求，强调"清静无为"，而儒家则倡导"饮食有节，起居有常"。

三、宋 元 时 期

宋代是中国历史上经济、科技与文化高度繁荣的时期，雕版印刷的普及和活字印刷术的发明促进了医学知识的传播，而理学思想的兴起深刻影响了养生理论。在继承唐代养生传统的基础上，宋代中医养生实现了系统化和平民化，强调实用性和日常化，形成了"文人养生""药膳普及"及"老年医学专论"等特色。理论上，理学倡导的"格物致知"，推动了医家对人体与自然规律的观察，朱肱在《类证活人书》中强调"因时、因地、因人"辨证养生，周敦颐的《太极图说》深化了"天人合一"的思想。此外，道家内丹术逐渐成熟，张伯端的《悟真篇》影响了后世气功修炼。

四、明 清 时 期

明清时期是中国传统医学养生保健理论与方法发展的关键阶段，在继承前代经验的基础上，中医养生实现了系统化与实用化，与日常生活紧密结合，形成独特的理论与实践体系。特别是温补学派的兴起，张景岳和李中梓等医家提出"温补脾肾"理论，强调脾肾是生命活动的根本，可通过食疗和药补来调和阴阳。同时，综合调养的观点得到深入发展，倡导"养气、养形、养神"的全面调节，融合道家"顺应自然"和儒家"中庸节制"的思想，以高濂的《遵生八笺》为代表。

五、近现代至当代

1. 民国时期　近现代是中医养生经历重大变革的时期。鸦片战争后，西方医学大规模传入我国，在解剖学和微生物学领域与传统中医产生剧烈冲突，引发部分知识分子提出"废医存药"的主张。为了应对这一冲击，张锡纯等中医家提出"衷中参西"的观点，试图将中医与西医结合，借助西医的营养学和运动生理学来解释中医药膳功效。民间则仍然对中医养生方法保持信任。

2. 新中国成立至今 新中国成立以来，尤其是 20 世纪 80 年代后，中医养生保健在传承与创新中不断演进，面临现代医学、科技和生活方式的挑战，同时也在全球化和健康需求提升的背景下迎来了新机遇。《"健康中国 2030"规划纲要》将中医药纳入国家健康体系，强调"治未病"与养生保健，推动了中医养生理念和保健方法的发展。现代生活方式引发的亚健康问题，促使人们更加关注养生。同时"国学热"提升了中医养生的国际认知度，针灸和太极拳等技艺逐渐被更多国家接受。

第二节 中医养生保健的基本原则

一、天人合一的整体观

中国古代哲学认为世界是一个和合的整体，由一元之气构成，受阴阳、五行法则支配，人与自然息息相通。中医养生保健学吸收这一思想，形成了人与自然和谐的观念，即中医学的"天人合一""天人相应"观念。

1. 顺应四时 人的生命活动与大自然息息相关，人的生活习惯应顺应自然的变化，依据四季变化调整饮食起居。顺应四时补养，即"春夏养阳，秋冬养阴"，在春夏之际，要顺应生长之性而养阳，同时要保护阳气；在秋冬之际，要顺应收藏之性而养阴，同时要保护阴精。顺应四时饮食，自然界四时阴阳与人体五脏在生理和病理上有密切关系，《黄帝内经》曰"肝旺于春""心旺于夏""脾旺于长夏""肺旺于秋""肾旺于冬"，故宜春天补肝，夏季养心，长夏养脾，秋天补肺，冬天养肾。

2. 遵循生物节律 中医认为，一年分四季，一天分四时，一天之内昼夜晨昏变化与人体气血阴阳变化的关系密切。正如《灵枢·顺气一日分为四时》曰："夫百病者，多以旦慧、昼安、夕加、夜甚……朝则人气始生，病气衰，故旦慧；日中人气长，长则胜邪，故安；夕则人气始衰，邪气始生，故加；夜半人气入脏，邪气独居于身，故甚也。"我们应顺应昼夜起居，利用阳气昼夜节律科学安排学习与工作，从而充分发挥潜能。

二、形神合一的生命观

形，指肌肉、血脉、筋骨、脏腑等形体；神，指情志、意识、思维等心理活动现象。"形"是"神"的物质基础。重视形神兼养，是《黄帝内经》养生观的特点之一，认为养生的最高境界是精神与形体的健康和谐统一。

1. 形是神之基 形体需要不断从自然界获取生存的物质，进行新陈代谢，维持生命活动。精气是构成形体的基本物质，是最基本的形。精充足则神强健，体健壮则神旺盛；相反，精衰败则体弱神衰。"养形"重在保养精血，通过规律生活、均衡饮食、有序作息、适度劳逸以及综合调理等方法，可以有效维护机体健康。

2. 神是形之用 "神"对"形"具有主导作用。人体五脏六腑之精气，因精神完固而内藏。若躁扰妄动，精神耗散，神志消亡，则脏腑亏耗，正气不足。中医养神非常重视"养性"和"养神"的调养。"养性"是指心性和道德的修养，"养神"主要是指情志和心理的调养。目前养神的方法多种多样，如清静养神、四气调神、节欲养神、修性怡神等。

3. 形神共养 形与神相合，才能形神统一，互为体用，即"形恃神以立、神须形以存"，因此，古人提出了形神共养的养生原则。疾病的产生往往是病邪侵入，打破人体阴阳平衡，造成形神失和。所以，养形和养神密不可分，这样才能使形体健壮，精力充沛，二者相辅相成，相得益彰。

三、动静结合的运动观

动，指肢体的活动，也包括气血运行、脏腑功能活动等；静，指身心宁静，思想安静而无杂念的状态，包括精神内守、形体放松等。《周易外传》曰："动静互涵，以为万变之宗。"运动和静养是中国传统养生防病的重要原则，只有动静结合，才能达到形神合一、增强体质的目的。

1. 动以养形　"生命在于运动"，动以养生，重在养形。适量的运动可以疏经通络、强筋健骨、滑利关节、调理阴阳、调和气血，进而调整脏腑的生理功能，促进形体的养护。中国传统养生思想主张"动以养形"，并据此创造了许多卓有成效的运动健身方法，如五禽戏、太极拳、易筋经等。

2. 静以养神　"生命寓于静笃"，静以养生，重在养神。《素问·上古天真论》中曰："恬淡虚无，真气从之；精神内守，病安从来。"淡泊名利、减少私欲，保持耳目清净，方能形神和谐，实现健康长寿。静神养生的方法也是多方面的，如少私寡欲、调摄情志、顺应四时、常练静功等。

3. 动静相宜，形神皆养　"动"和"静"都要适度，太过和不及都可能导致疾病。《素问·宣明五气》中曰："五劳所伤，久视伤血，久卧伤气，久坐伤肉，久立伤骨，久行伤筋。"过度的"动"会导致气血耗伤，过度的"静"则会导致气血郁滞。只有两者相互协调，才能维持人体的阴阳平衡。

四、正气为本的预防观

所谓"正气"，是指人体功能活动和抗病、康复的能力。"邪气"则泛指损害人体正气的一切致病因素，包括六淫、七情内伤、劳逸损伤等。"正气为本"的预防观是中医养生的重要思想，强调人体正气在疾病预防中的主导作用，体现了"治未病"的核心理念。

1. 正气存内，邪不可干　人体疾病的发生、发展、转归与正气的强弱直接相关。《黄帝内经》指出："正气存内，邪不可干""邪之所凑，其气必虚"。如果人体正气相对虚弱，抗病能力低下，邪气便可乘虚而入，侵犯人体而发生疾病。当人体正气充足时，外邪难以入侵，即使入侵也能被及时清除，从而避免疾病的发生。

2. 未病先防，既病防变　预防疾病的发生是中医养生的主要目的。《素问·四气调神大论》提出"不治已病治未病，不治已乱治未乱"的"治未病"思想。在疾病发生之前，通过增强正气来预防疾病；在疾病尚处于萌芽状态时，或在疾病发作之前的缓解期、休止期，就要见微知著，积极干预调治，以杜绝疾病生成或进一步发展。

五、审因施养的调养观

"审因施养"强调要因人、因时、因地制宜，根据个体的具体情况制定个性化的养生保健方案，而非千篇一律、盲目跟风。

1. 因人施养　每个人都是独立的个体，有不同的体质、年龄、性别、职业等，这些因素都会影响其健康状况和养生需求。不同年龄段的人，其生理功能不同，老年人宜选择动作缓慢柔和的运动，如慢走、太极拳等，而对于青壮年，可选择跑步、打篮球等健身项目。男女生理结构不同，养生重点也有所差异。例如，女性要注意调养气血，预防妇科疾病；而男性则要注意保护肾脏，预防前列腺疾病。

2. 因时施养　自然界四季更替，阴阳变化，对人体生理活动有着重要影响。中医养生保健学认为，养生保健要顺应自然变化规律，人们精神活动、起居作息、饮食五味、运动锻炼、药物保健等都要根据四时的变化，进行适当调节，做到"春夏养阳，秋冬养阴"。

3. 因地施养　不同地域，其地势高低、气候特点、饮食习惯等各不相同，人们对所在环境产生不同适应性而形成不同体质，只有认识自然、适应环境，并与之保持协调统一，才能健康长寿。例如，南方气候湿热，宜清热利湿，可多食用绿豆、冬瓜、薏苡仁等清热利湿的食物；而北方气候干燥，宜滋阴润燥，可多食用百合、银耳、梨等滋阴润燥的食物。

医者仁心

全局施治，个体化施养

　　中医养生的整体观念和个体化施养相结合，要求我们从全局的角度看待问题，同时关注细节。医学生在未来的医疗工作中，要具备这种全局视野，不仅要治疗患者的疾病，还要考虑疾病对患者生活、心理等方面的影响。将患者视为一个整体，而不是仅仅关注疾病本身。医学生应具备责任担当意识，即不仅要对患者的身体负责，还要对患者的心理健康和生活质量负责，努力为患者提供全方位的医疗服务。

❓ 思 考 题

1. 中医养生保健的基本原则有哪些？

2. 中医养生保健的基本特征有哪些？

3. 结合当代中医养生的发展特点，并融入当年的"健康中国"计划，如何发挥中医养生保健的作用？

本章数字资源

第二章 调神养生保健

中医学中，"神"广义指人体生命活动的总称，狭义指精神意识、思维、情志活动。精、气、血、津液为基本物质，而神为主宰，形神俱备方为健康。调神即养心，通过调节精神、意识、思维活动促进身心健康，达到形神协调、祛病延年的目的。调神养生保健是在中医理论指导下，通过颐养精神、调摄情志、增强健康意识、改善生活方式等保护和增强身心健康水平。

中医养生学认为形与神相辅相成，形为生命之基，神为生命之主，神对人体生命起主导作用。脏腑功能、气血津液运行均受神主宰。因此，中医养生保健既应重视形体的保养，更应注重调神养生，通过修身、内守、导引、疏泄等措施调神静心，及时排解不良情绪，恢复心理平衡，达到形神统一、防病治病、健康长寿的目的。正如《素问·上古天真论》所言："恬淡虚无，真气从之，精神内守，病安从来。"

第一节 调神的作用

懂得养生之道的人，通晓"恬淡虚无，真气从之，精神内守""志闲而少欲，心安而不惧"等养生原则。保持精神上淡泊宁静，思想纯正，精力充沛，精气盈满。同时加强形体锻炼，有助于抵御邪气侵犯，使人体和外界环境协调统一，体内的真气调和而不受损伤，精神充足而不外散，从而达到"形劳而不倦，气从以顺，各从其欲，皆得所愿""形与神俱，而尽终其天年"的养生目标。

一、修身养性

调神养生保健能够有效控制自己的精神思维活动，运用调养精神的方法来提高个人道德品质修养，树立正确的人生观和价值观，对人生充满信心，安闲清静，神守心中，心胸开阔，能够豁达开朗地面对人生的诸多压力和挑战。《养生三字经》曰："欲长寿，养为先。贵知足，常乐观。平心态，少病缠。名不贪，利不沾。甘淡泊，不为钱。无荣辱，无忧患。戒奢侈，重节俭。养性情，人和善……"只有不断提高道德品质修养，方能对生活充满信心，成为有理想、有目标、有追求的人。

二、静以养神

静以养神是一种虚极静笃的调神养生妙法，静是指身心平静、安静、静止之意，只有心神安静，才能保养气血。老子认为万物的生命都始于虚静而又归于虚静，遵循"先天生后天，后天养先天"之养生原则，通过静笃养神达到疏通经络、修性固命、返璞归真的目的。《道德经》曰："致虚极，守静笃。万物并作，吾以观复。夫物芸芸，各复归其根。归根曰静，是谓复命。"养神百法以静为高，静养即是高度放松的过程，能达到滋养人体先天之本、加速肠胃蠕动、促进血液循环的目的。

三、培育正气

人体疾病发生和早衰的根本原因在于机体正气的虚衰。所谓"正气"，是指人体功能活动和抗病、康复的能力。历代医家和养生家都非常重视护养人体正气。《素问·刺法论（遗篇）》中曰："正气存内，邪不可干。"《素问·评热病论》曰："邪之所凑，其气必虚。"指出当体内存在旺盛的正气时，邪气就不容易侵犯人体；反之，人体正气虚弱，就容易被邪气侵犯。内养正气是强身保健的根本。任何一种中医养生之道的最终目的都是保养正气，即保养机体的精、气、神，通过调神达到培育正气的目的。人体诸气得保，精和神自然可得到充养，人体脏腑气血的功能也得到保障。

四、调和气机

中医学认为，人的意识和思维活动由心所主，"心静则神清，心定则神凝，心虚则神守，心灭则神存"。心神健旺则气血畅达，营卫通利，所有的脏腑、组织、器官能进行正常的生理活动。因此，可以通过调神来调理脏腑功能，使其气血运行通畅，达到神旺而形强。

第二节　调神的方法

调神养生保健法被历代养生家视为养生长寿之本法，防病治病之良药。《淮南子》中说："神清志平，百节皆宁，养性之本也；肥肌肤，充肠腹，供嗜欲，养性之末也。"调神养生保健的方法有很多，如修身法、内守法、导引法和疏泄法等。

一、修　身　法

修身，自我反省；养性，使心智之本性不受损害。修身养性，是指通过自我反省和体察，使身心达到更高的境界。中医养生文化一直将道德修养视为"养生之根"。《礼记·中庸》载："大德……必得其寿。"有崇高品德的人，行事光明磊落，性格开朗豁达，如此则神志安宁、气血和调、形与神俱，得以健康长寿。修身法具体可以通过以下几个方面而习得。

（一）自强不息

《周易》中曰："天行健，君子以自强不息；地势坤，君子以厚德载物。"现实社会的复杂性、生活的不安定、工作的不如意、经济上的压力等问题，都可成为导致情志异常变化的因素，而出现焦虑、抑郁、神经衰弱等。因此，要学会做情绪的主人，做好自我调节和自我管理。树立正确的世界观、人生观和价值观，提高抗挫折能力，培养积极进取的拼搏精神。日常生活中学会用心去体会眼前实在的快乐，摆脱不良情绪，发掘、发挥自己的长处。

（二）淡泊名利

《素问·上古天真论》中曰："恬淡虚无，真气从之；精神内守，病安从来。""恬淡"乃道家之语，意谓心神宁静而不妄为；"虚无"即心无杂念之意。《太上老君养生诀》中提出养生要除六害："一者薄名利，二者禁声色，三者廉货财，四者损滋味，五者除佞妄，六者去妒忌。"概括了排除私心杂念的内容和方法。在生活、工作中，要尽量做到心清气顺，静养心神，以减轻精神负担，避免"七情"过极，扰乱清净之神，由此方能达到宁心神以息相火妄动，淡泊名利以使心境平和。

（三）开朗豁达

《备急千金要方·养性序》中指出："夫养性者，欲所习以成性，性自为善……性既自善，内外百病皆悉不生，祸乱灾害亦无由作，此养性之大经也。"如果一个人能做到乐于助人，以奉献为荣，在无私关爱别人的过程中保持心态自然平和，那么生理功能就会处于稳定和谐的状态，不会受内外各种刺激因素所冲击，自然能够健康长寿。豁达是一个人在为人处世中所表现出来的宏大气度。豁达之人必是胸怀博大、性情开朗之人，是喜悦常现之人，是不会计较个人得失之人。这样的人很少有烦恼、忧愁、厌恶等不良情绪。《素问·举痛论》曰："喜则气和志达，荣卫通利。"可见，精神乐观不仅可使人的气血顺畅、生机旺盛，而且有利于保持情绪乐观、笑颜常驻、笑口常开。

> **知识 链接**
>
> 　　美国耶鲁大学对 660 名 50 岁以上的参与者持续跟踪研究了 23 年，发现对生活抱乐观态度的人平均寿命比那些悲观人士长 7.5 年；荷兰相关研究也发现，乐观人士死于心脏病或卒中的可能性比悲观人士低 55%，认为原因是乐观人士更不容易染上对健康不利的习惯（如吸烟），也更不易发生肥胖和高血压等问题。

（四）胸襟坦荡

孔子曰："君子坦荡荡，小人长戚戚。"意指君子心地平坦宽广，小人经常局促忧愁。常言道："为人不做亏心事，半夜敲门心不惊。"道德品质高尚的人总是能够保持心胸豁达，胸怀坦荡，行事光明磊落；不做损人利己之事，不贪不义之财，不做伤天害理的勾当；心安理得，心神安宁，生活舒心如意，其乐融融，使机体内环境保持良好的状态，有利于人的健康长寿。

（五）反省修身

反省是依据道德标准对自己道德方面的思想和行为进行认知、评价和选择，以不断提升自我道德修养和道德水平。孔子曰："见贤思齐焉，见不贤而内自省也。"看到他人的优点，就要设法使自己也具有同样的优点；看到他人的缺点，就要反省自己，是否也存在类似的缺点。反省修身是一种美德，只有经常反省的人方能进步；只有将他人的批评当成对自己的关心、帮助的人，方能做到"闻过则喜"，改过迁善，不断提高自己的"仁德"品行。

二、内 守 法

"内守"是指对自己的意识思维活动及心理状态进行自我调控，通过自我控制、自我调节，使之与机体、环境保持协调平衡而不紊乱的能力。内守强调精神安定对人体健康的重要作用。其具体方法是在身心放松的情况下，把意念停留在整个身体或某一经络、腧穴及特定部位，专注这一部位，以达到快速入静。通过意守的锻炼，可使意气相合，调动人体的"内气"，并促进其聚集和运行，以调整脏腑功能，达到防病健身的目的。按意守的部位不同，可分为意守丹田法、意守命门法、意守穴位法和意守呼吸法。

（一）意守丹田法

意守丹田法又称"调心"，是指在精神作用的指挥下，有意识地诱导思想专注于丹田，呼吸吐纳，使思想集中，排除杂念，呼吸自然放松，心平气和，呼吸节奏达到缓匀状态，意气合一。根据针灸学相关记载，脐中线的关元、气海、石门、阴交等穴均别名丹田。意守的丹田一般是指下丹田（图 2-1）。每当呼吸出入时，思想即集中于呼吸的出入，同时注意呼吸而致的小腹鼓起和回缩，此即意守丹田。意守丹田时，常常自觉少腹部有温热感，小肠的蠕动增强，肠鸣辘辘有声，或有触动感，甚至矢气，此为小肠气机流畅的之征。

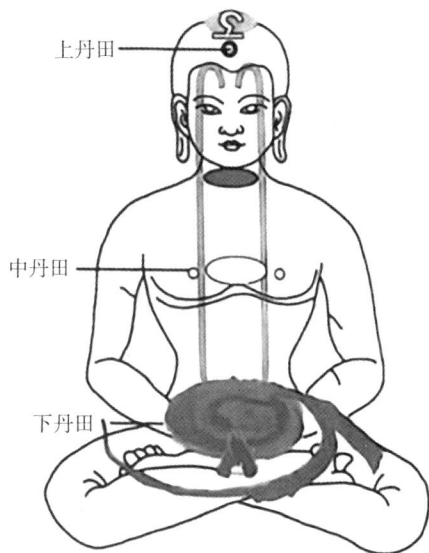

图 2-1 意守丹田示意

（二）意守命门法

中医学认为，命门包括两层含义：一是指肾脏（即左肾右命门之说）；二是指督脉命门穴，位于腰部后正中线上第 2 腰椎棘突下凹陷处，是人体生命的根本。意守命门能迅速增强机体内脏功能，使有形之精上提并化为无形之气；通过意守命门及前后丹田内转呼吸之锻炼，水火相济，使五脏六腑之气各归其部，百脉充实，各效其能，不但可以缓解诸病，还能使机体更加强健。

（三）意守穴位法

意守穴位法，通常是指将意念集中和停留在身体某一特定经络穴位上的方法。有研究表明，意守穴位 10 分钟后，确实能使该部位温度升高（最高者达 3.5℃），说明意识活动（大脑皮质功能活动）在意守状态下加强了对自主神经系统、血管平滑肌的定向支配能力，从而引起该部位血管扩张，使血流量增加、温度升高，进而促进胃肠消化腺分泌功能，同时使心率减慢，促进肝糖原的生成，降低基础代谢，保持身体的能量。

（四）意守呼吸法

意守呼吸法的主要呼吸形式是腹式呼吸，即小腹随着呼吸起伏，吸气时小腹隆起，呼气时小腹内收。古人将这种深呼吸方法统称为"吐纳法"，就是吐故纳新的意思。《庄子·刻意》中曰："吹呴呼吸，吐故纳新，熊经鸟申（伸），为寿而已矣。"意守呼吸时，先使全身放松，精神集中，将注意力转移到身体内部，使全身经络中的气血向内聚集，为调和气血创造条件，在此基础上运用呼吸调节，吸气时把气贯到丹田，小腹随之鼓起，再沉气至会阴，分支顺两腿而下，直达两脚掌心（涌泉穴），呼气时小腹随之渐渐收缩，自涌泉提气，随两腿而上，气会肛门，再提肛引气上升，经尾椎、胸椎、颈椎上达头部，再沿两耳前侧分下，会于舌尖，与吸气时的气息相接，使奇经八脉中的气血流畅。

三、导　引　法

导引，也称"道引"，是"导气令和，引体令柔"的意思，有广义与狭义之分。广义的导引涵盖范围较广，涉及现代所称的肢体运动、按摩等。一般认为，导引主要以肢体自主运动，尤其是以仿生动作为主，同时配合呼吸锻炼、意守存想、自我按摩等方法，达到脏腑经络气血和畅、身体矫健、强健筋骨的目的。狭义的导引是指肢体的活动，如五禽戏、八段锦、易筋经、太极拳等。

四、疏　泄　法

日常生活中，每个人都会遇到各种各样的烦恼，当面临较大的情感压力时，应找到适当的方式及时机发泄不良情绪。疏泄法就是把积聚抑郁在心中的不良情绪通过适当的方式宣达、发泄出去，以尽快恢复心理平衡。疏泄法包括发泄法和宣泄法等。

（一）发泄法

发泄法是通过比较恰当的方式发泄不当的情感，从而达到养生保健的目的。如通过哭诉来发泄，极度悲痛之时可通过放声痛哭将内心的积郁发泄出来，使精神状态和心理恢复平衡。有研究认为，因感情变化而流出的眼泪中含有两种神经传导物质，这两种物质随眼泪排出体外后，可缓和悲伤者的紧张情绪、减轻痛苦和缓解忧虑。然而需要注意的是，通过摔打家具、打人、骂人等攻击性行为进行发泄，并不是人的本能，而是后天习得的反应，这种不理智、冲动性的行为，是不可取的。

（二）宣泄法

宣泄法是采取疏导宣散、逐渐发泄的方式来调节压抑的情绪，把郁闷在心里的不快或痛苦宣散出来。如在学习和工作中受到挫折甚至遭到不幸时，首先要冷静下来，控制自己的感情，而后向家人、朋友沟通来倾诉苦衷，从亲朋好友的开导、劝告、同情和安慰中得到力量和支持，消极苦闷的心情会变得豁达轻松。

考点与重点　调神养生保健的方法

第三节　调神养生实训

📋 案例

患者，女，35 岁，企业高管。

主诉：长期工作压力大，近半年出现入睡困难、多梦易醒，每日睡眠不足 4 小时；情绪焦躁易怒，常感胸闷胁痛。

现病史：头晕目眩、口干口苦、月经不调（周期紊乱、经前乳房胀痛）；舌脉：舌红苔薄黄，脉弦细数。患者作息不规律，常熬夜工作，缺乏运动，饮食偏好辛辣油腻。中医诊断：肝郁化火、气血失调证。西医诊断：亚健康状态。

实训目的

1. 通过案例分析，理解实际工作中调神养生保健的重要性。
2. 掌握调神养生保健的方案和修身法、内守法、导引法及疏泄法的方法和技巧。
3. 对常见案例能制定适宜的调神养生保健指导方案。
4. 具有中医调神养生保健宣教的健康意识。

一、案　例　解　析

结合患者主诉和现病史进行分析，该患者的病因病机如下。

肝郁化火：长期压力导致肝气郁结，郁久化火，上扰心神，故见失眠、焦躁。

阴虚火旺：熬夜耗伤阴液，肝肾阴虚，虚火上炎，表现为头晕、口干。

痰火扰心：饮食不节致脾虚生痰，痰火互结，加重心神不宁。

二、制 定 方 案

1. 调神原则

急则治标：疏肝泻火、化痰安神。

缓则治本：滋阴养血、调和阴阳。

2. 分阶段方案

第一阶段（1～2周）

情志疏泄法：引导患者通过发泄法和宣泄法发泄心中的不良情绪、宣达压力。

第二阶段（3～4周）

内守及导引法：教患者通过晨练八段锦或太极拳，同时配合呼吸锻炼、意守存想、自我按摩等方法，达到脏腑经络气血和畅、身体矫健、强健筋骨的目的。

第三阶段（巩固期）

修身法：引导患者学会通过自我反省和体察，达到更高的境界，从而能够心胸开阔，豁达开朗地面对人生的诸多压力和挑战。

三、实 训 操 作

1. 疏泄法

疏泄法就是把积聚抑郁在心中的不良情绪通过适当的方式宣达、发泄出去，以尽快恢复心理平衡。

（1）发泄法：发泄法是通过比较恰当的方式，对不当的情感进行发泄，从而达到养生保健的目的。如通过哭诉来发泄，当人们处在极度悲痛之时，可通过适当大喊或放声痛哭，从而将内心的积郁发泄出来，使精神状态和心理恢复平衡。

（2）宣泄法：宣泄法是采取疏导宣散，逐渐发泄的方式来调节压抑的情绪，把郁闷在心里的不快或痛苦宣散出来。可以通过向家人、朋友沟通来倾诉苦衷，从亲朋好友的开导、劝告、同情和安慰中得到力量和支持，消极苦闷的心情会变得豁达轻松。

2. 内守法　可引导患者掌握意守丹田法和意守呼吸法。

（1）意守丹田法。操作方法：有意识地诱导思想专注于丹田，进行呼吸吐纳，使思想集中，排除杂念，呼吸自然放松，心平气和，呼吸节奏达到缓匀状态，意气合一。意守的丹田一般是指下丹田（图2-1）。每当呼吸出入时，思想即集中于呼吸的出入，同时注意呼吸而致的小腹鼓起和回缩，此即意守丹田。

（2）意守呼吸法。操作方法：呼吸时，先使全身放松，精神集中，将注意力转移到身体内部，使全身经络中的气血向内聚集，为调和气血创造条件，然后参考本章第二节相关内容进行呼吸调节。

医者仁心

和谐统一：德技双修，心身并健

中医理论中的"神"是人体生命活动的总称，涵盖精神意识和情志活动。这一理念强调身心健康的统一性，即"形神俱备"方为健康。我们借鉴这一理念，强调在知识学习、技能培养的同时，也要注重精神层面的培养和情感的调适。通过形神协调的教育模式，促进学生德、智、体、美、劳全面发展，培养出既有专业技能又有健康心态的社会主义建设者和接班人。

❓ 思 考 题

1. 调神养生保健的作用有哪些?
2. 调神养生保健的方法有哪些?

本章数字资源

第三章 饮食药膳养生保健

饮食为生命之本，亦是中医养生之基。《黄帝内经》言："五谷为养，五果为助，五畜为益，五菜为充。"揭示了饮食调摄与人体健康的深层关联。

第一节 药食的性能

药食的性能是构建饮食药膳养生保健理论框架的基石。药食性能，简而言之，是指食物与药物的四气、五味以及升降浮沉、归经等特性，这些特性决定了它们在人体内的作用方向和效果。深入理解药食性能，是科学运用药膳进行养生保健的前提。

一、四气：寒、热、温、凉

四气，又称四性，是药食作用于人体后所产生的不同反应和疗效的概括。

寒性：具有清热泻火、凉血解毒等作用，适用于热性病证，如高热、烦渴、面红、舌红苔黄等。常见寒性食物如西瓜、苦瓜、冬瓜等，寒性药物如黄连、黄芩等。

热性：能温里散寒、补火助阳，适用于寒性病证，如畏寒肢冷、面色苍白、舌淡苔白等。热性食物如羊肉、辣椒等，热性药物如附子、肉桂等。

温性：作用介于寒、热之间，偏于温补，适用于寒证或阳气不足之证，如脾胃虚寒、畏寒肢冷等。温性食物如生姜、大枣、桂圆等，温性药物如人参、黄芪等。

凉性：作用亦介于寒、热之间，偏于清热，适用于热证较轻或暑热证，如心烦口渴、小便短赤等。凉性食物如梨、香蕉、绿茶等，凉性药物如薄荷、菊花等。

二、五味：酸、苦、甘、辛、咸

五味，是指药食入口后，因其所含化学成分不同而刺激味蕾产生的五种基本味道，每种味道对应不同的功效。

酸味：能收敛固涩，生津止渴，适用于久泻久痢、自汗盗汗、遗精滑精等证。酸味食物如山楂、乌梅、柠檬等，酸味药物如五味子、山茱萸等。

苦味：能清热泻火、燥湿坚阴，适用于热证、湿证、气逆证等。苦味食物如苦瓜、苦荞麦等，苦味药物如黄连、黄柏等。

甘味：能补益和中、缓急止痛、调和药性，适用于虚证、挛急疼痛等证。甘味食物如蜂蜜、大枣、甘蔗等，甘味药物如人参、甘草等。

辛味：能发散解表、行气活血、温阳散寒，适用于表证、气滞血瘀证、寒证等。辛味食物如葱、姜、蒜等，辛味药物如麻黄、桂枝等。

咸味：能软坚散结、泻下通便，适用于瘰疬痰核、便秘等证。咸味食物如海带、紫菜等，咸味药物如芒硝、海藻等。

三、升 降 浮 沉

升降浮沉是指药食作用于人体后产生的向上、向下、向外、向内四种不同的趋向性。

升浮：多具有发散、升阳、行气、活血等作用，适用于病位在表、在上、在阳的病证，如外感风寒、头晕目眩等。升浮药食如黄芪、菊花等。

沉降：多具有清热、泻下、利水、重镇安神、收敛固涩等作用，适用于病位在里、在下、在阴的病证，如高热烦躁、大便秘结、水肿胀满等。沉降药食如杏仁、冬瓜、丝瓜等。

四、归　　经

归经是指药食对人体某脏腑、经络有特殊亲和作用，因而对这些部位的病变有特殊治疗作用。了解药食的归经，有助于精准施治，提高药膳的针对性和效果。

五、注 意 事 项

在依据药食性能进行养生保健时，需注意以下方面。

1. 辨证施膳　根据个体的体质、年龄、性别、季节及具体病证，选择适宜的药食。

2. 合理搭配　利用药食的四气、五味相互制约、相互协同的原理，合理搭配，以增强疗效，减少不良反应。

3. 适量为宜　过量或长期使用某些药食可能导致阴阳失衡，影响健康。

4. 关注个体差异　不同人对药食的反应可能存在差异，应灵活调整，避免"一方到底""一刀切"。

第二节　饮食养生保健

饮食养生保健，融合了中医智慧与现代营养学，遵循平衡膳食、顺应自然、调和五味等原则。本节将详细阐述这些原则，并探讨其在实际生活中的应用。

一、饮食养生保健的原则

饮食养生保健，是中医养生文化的重要组成部分，不仅涵盖食物的种类、数量、烹饪方式，更深入考量人与自然的关系、个体差异等多个层面。

1. 平衡膳食，五谷为养　平衡膳食以五谷杂粮为主，其富含碳水化合物、膳食纤维，以及维生素 B_1、维生素 B_2、烟酸等微量营养素，是人体能量的主要来源。在平衡膳食中，五谷杂粮应占主导，搭配适量蔬菜、水果、肉类、豆类等，确保营养均衡。这种模式有助于维持血糖稳定，促进消化吸收，增强身体抵抗力。

2. 因时制宜，顺应自然　中医养生强调"天人合一"，饮食应随季节、地域和个人体质调整。春季宜食清淡、富含维生素的食物，如绿叶蔬菜、水果，以养肝明目；夏季宜食清凉、利湿食物，如西瓜、冬瓜、绿豆，以清热解暑；秋季干燥，宜食滋润、养阴的食物，如梨、百合、银耳，以润肺生津；冬季寒冷，宜食温热、滋补食物，如羊肉、牛肉、核桃，以温阳散寒。

3. 适量为宜，避免过偏　饮食养生保健强调适量原则，即饮食应适量。过量饮食会增加肠胃负担，影响消化吸收，甚至导致肥胖及慢性疾病。此外，长期偏食某种食物，如辛辣、油腻、甜食等，也易导致营养失衡。

4. 调和五味，以养五脏　中医理论认为，五味入五脏，酸入肝、苦入心、甘入脾、辛入肺、咸入肾。合理搭配五味食物可滋养五脏、调和阴阳。肝病患者宜食酸味食物，如山楂、乌梅等，以养肝明目；心火旺盛者宜食苦味食物，如苦瓜、莲子等，以清心火；脾胃虚弱者宜食甘味食物，如山药、大枣等，以健脾益气；肺寒咳嗽者宜食辛味食物，如生姜、葱白等，以宣肺散寒；肾虚水肿者宜食咸味食物，如黑豆、海带等，以利水消肿。

5. 注重食疗，药食同源　许多食物具有药用价值，如大枣、枸杞、山药等，既能作为日常食物，又能用于食疗。合理搭配这些食物，可以在享受美味的同时，达到养生保健的目的。如大枣具有补气养血、安神定志的功效，可用于治疗贫血、失眠等症状；枸杞具有滋补肝肾、明目益智的功效，可用于治疗肝肾阴虚、视力减退等症状。

二、饮食养生保健的应用

饮食养生保健不仅体现在日常饮食的调理上，更深入到疾病预防、体质调理、情绪调节等多个层面。

1. 增强体质，提高免疫力　合理膳食，摄入蛋白质、维生素、矿物质等营养素可增强体质，提高免疫力。应适量吃瘦肉、鱼类、蛋类、豆类等富含优质蛋白质的食物，多吃柑橘、草莓、西红柿等富含维生素 C 的果蔬，坚果、植物油等富含维生素 E 的食物，并适量摄入牡蛎、瘦肉等富含锌、硒的食物。

2. 调节情绪，改善睡眠　合理膳食可调情绪，促睡眠。适量摄入牛奶、香蕉、豆腐等富含色氨酸食物，可促进血清素合成，镇静、抗抑郁。避免过多摄入咖啡因、酒精，以免影响睡眠质量。晚上尽量避免摄入刺激性食物，以改善睡眠。

3. 预防疾病，延缓衰老　饮食养生保健可预防慢性疾病。合理膳食，如吃燕麦、糙米、蔬菜以降胆固醇水平，预防心血管病；坚果、鱼类、绿叶蔬菜含抗氧化物质，可延缓衰老；适量摄入鱼类、亚麻籽油等富含 Omega-3 脂肪酸的食物，也有助于预防心血管病和癌症。

4. 调理体质，改善亚健康　针对亚健康状态，可通过饮食养生保健进行调理：气虚食山药、黄芪；血虚食猪肝、大枣；阴虚食百合、银耳；阳虚食羊肉、生姜。合理搭配可改善体质。便秘者宜食富含膳食纤维的蔬果、全谷类，饮食养生还可缓解失眠、疲劳等症状。

5. 结合药膳，增强疗效　药膳结合药物与食物，可增强体质，预防疾病。脾胃虚弱者宜食山药粥、红枣粥；失眠者宜食酸枣仁汤、百合莲子粥；贫血者宜食当归羊肉汤、阿胶红枣汤。药膳可同时发挥药物疗效与食物营养价值，实现养生保健目标。

第三节　药膳养生保健

药膳养生保健结合中医理论与饮食文化，合理调配食物与药物，达到保健、防病、调理目的。它以中医整体观为指导，将人体视为一个整体，食物与药物均可影响人体阴阳平衡与脏腑功能，药膳利用食物特性调理机体，恢复阴阳五行平衡，从而维持健康状态。

一、药膳养生保健原则

（一）中医经典理论与药膳养生

1. 整体观　中医整体观强调人体内外统一，五脏为中心，以经络相连，生理上相互协同，病理上表现为传变，如肝火影响胆汁分泌，肝阴不足致眼干筋枯。

形神一体，形体、精神相依，病理上互相影响，如痰盛可致精神疾病，情志改变可致气机紊乱，体现了中医理论中人体与自然、社会环境的协调统一。

2. 阴阳学说　阴阳学说认为人体生理遵循阴阳平衡规律，出现病理改变后，进行药膳调治旨在恢复此平衡。阴阳偏盛时"损其有余"，如热盛用寒凉药膳，阴寒用温热药膳；阴阳不足时"补其不足"，如阳虚用温阳药膳，阴虚用滋阴药膳。阴阳学说还可指导药物食物性味分类，利用药食的偏性纠正人体阴阳的失衡。

3. 五行学说　五行学说以取象比类阐释人体生理病理的动态平衡，五脏与五行对应，以五行相生、相克描述五脏之间的复杂关系。药膳治疗遵循"补母泻子""抑强扶弱"原则，如培土生金治脾气虚衰致肺气弱，佐金平木治肝火亢而侮肺。药物、食物的五味与五行、五脏对应，指导药膳立法组方，纠正人体失衡。

（二）辨证施膳与辨体质施膳

1. 辨证施膳　辨证施膳是药膳养生保健的重要原则，要求根据个体的证候特征，结合中医理论施膳。证候是疾病发展过程中某一阶段或类型的病理概括，由一组症状和体征构成。正确的辨证是治疗成功的关键，如泄泻的实证与虚证施治方法不同，湿热伤中者治以清热解毒燥湿，脾胃虚弱者治以健脾祛湿。

2. 辨体质施膳　体质是个体在生命过程中形成的相对稳定的特性，包括形态结构、生理功能和心理活动等方面。不同体质类型的人群有其潜在的、相对稳定的对于疾病的易感性和对特定证型的倾向性。辨体质主要从寒热虚实、脏腑生理功能和精、气、血、津液状态着手，对于不同体质的个体，在以药膳养生防病及善后调理时都需要有所区别。如偏阳质者宜食甘润生津之品，偏阴质者宜适当食用温补之品而忌生冷。

（三）药膳配伍

1. 药膳配伍原则　药膳的配伍一般按主（君）、辅（臣）、佐、使进行调配。"主"是针对主病、主症起主要作用的原料；"辅"是配合主料加强疗效的原料；"佐"是协助主料治疗兼症或缓解、消除主料烈性的原料；"使"是引经或调和性质或赋形用的原料。合理的配伍可以增强药膳的疗效，减少不良反应。

2. 药膳配伍禁忌　药膳配伍中需注意"七情"配伍，如可以配伍使用具有相须、相使、相畏、相杀等作用的药物，尽量避免使用存在相恶、相反等配伍禁忌的药物。此外，还需注意药膳配伍禁忌，如中药配伍中的十八反、十九畏，以及药食相反、食物禁忌等。例如，猪肉反乌梅、桔梗，鲫鱼反厚朴、忌麦冬，鸭蛋忌李子、桑葚子，羊肉忌南瓜，鳖肉忌苋菜等。在特殊身体状态下，如妇女的经期、孕期，也应遵循相应的药食宜忌。

二、药膳养生保健的应用

（一）药膳治法

药膳治法是针对不同体质状态的人所确定的具体施膳方法，源于中医治法，关注日常调理以达到防病治病、增强体质的目的。常用药膳治法有汗法、下法、温法、消法、补法、理气法、理血法、祛湿法八种。

1. 汗法　通过开泄腠理，宣发肺气，促进汗出，使表邪随汗而解。汗法主要用于外感初起，如恶寒发热、头痛项强、肢体疼痛、无汗或有汗等表证。表证有风寒与风热之分，解表药膳也有辛温解表和辛凉解表之别，如姜糖饮适用于风寒表证，银花茶适用于风热表证。

2. 下法　通过荡涤肠胃，泻下大便或瘀积，使有形实邪排出体外，适用于燥屎内结、冷积不化、瘀血内停等。根据积滞不同，下法有润下、攻下等区别，如桑葚糖用于津液不足的便秘，芒硝莱菔汤用于热结胃肠。

3. 温法　通过温里、祛寒、回阳、通脉等作用，消除脏腑经络寒邪，适用于寒饮内停、寒湿不化等。寒证常与虚证并见，祛寒常兼温补，如干姜粥用于脾胃虚寒，附子粥用于寒滞经脉。

4. 消法　通过消导散结作用，祛除水、血、痰、食等有形之邪所致积滞结聚，适用于饮食停滞、气滞血瘀等。消法应用范围广，但主要用于饮食积滞、痞结类病证，如大山楂丸、白术猪肚粥。

5. 补法　通过补益人体的气血阴阳，加强脏腑功能，使人体趋于平衡。适用于一切虚证，具体可分补气、补阳、滋阴、补血等，如黄芪猴头汤补气，姜附烧羊肉补阳，地黄田鸡滋阴，红杞田七鸡补血。

6. 理气法　通过调理气机，疏畅气血，促进气血运行。适用于气机阻滞或逆乱的证候，如行气法的肉豆蔻粥，降气法的柿蒂汤。

7. 理血法　以调理血液为主，主要分为活血化瘀及止血。活血化瘀法适用于血行不畅或瘀血内阻，如红花当归酒；止血法适用于各种出血，如血余藕片饮。

8. 祛湿法　以化除湿邪、蠲除水饮、通淋泄浊为主，具体可分为燥湿化浊法、利水渗湿法、利水通淋法，如陈皮鸡块燥湿化浊，薏苡仁粥利水渗湿，滑石粥利水通淋。

（二）药膳配伍应用

药膳配伍需遵循中医相关理论，合理选料搭配，增疗效、减不良反应。选料考虑药膳目的、个体体质与病情，如谷物健脾，蔬菜清热，禽肉益气，畜肉补益，水产性平。注意"七情"关系，避免相恶、相反。遵守配伍禁忌，确保药膳安全有效。

三、膏 方 进 补

膏方，又称膏滋，是将中药原料和药食同源类原料用水煎煮，取煎煮液浓缩，加炼蜜或糖（或转化糖）或动物胶制成的半流体制剂。膏方所用的原料及其赋形剂（蜂蜜、糖类）具有补益作用，长期服用可提高机体免疫能力，具有保健、滋补、强身、延年益寿的作用。

（一）常用术语与制作方法简介

膏方是药膳养生保健的重要内容，其用料包括饮片、细料、药胶、黄酒和糖类。饮片为基础，细料需精细处理，药胶用黄酒浸泡后备用，糖类可熬制成炼蜜等。制作过程包括准备原料、煎煮、浓缩收膏和包装保存。煎煮时将原料置于非铁质容器，加水浸泡后煮沸续煮，过滤并重复。浓缩收膏时加热滤液，加入炼蜜等至浓稠，装入容器冷却后保存。

（二）服用方法及注意事项

膏方适宜立冬至次年立春服用，每日早晚空腹各服1勺，开水冲调，不适可改饭后1小时服。期间忌浓茶、咖啡及生冷、辛辣、油腻等，人参膏避萝卜，首乌膏避动物血、铁剂、牛奶。遇感冒发热等病应停服。原料药浸泡4～6小时，秋冬可延长。甜味剂按说明添加，膏滋不含防腐剂，开启后冷藏。服用时保证勺子洁净。

（三）常用膏方举隅

1. 桑椹蜜膏
配方：鲜桑椹1000g（或干品500g），蜂蜜300g。

功效：补肝益肾，滋液息风。适用于神经衰弱失眠、健忘、目暗、耳鸣、烦渴、便秘，以及须发早白等症。注脾胃虚寒作泄者勿用。

2. 秋梨蜜膏
配方：鸭梨1500g，鲜生姜250g。

功效：清热滋肺，滋润止咳。适用于肺热型咳嗽，痰黄，喉痛等症。本品不宜用于痰湿咳嗽。

3. 乌发蜜膏
配方：制何首乌200g，茯苓200g，当归50g，枸杞50g，菟丝子50g，牛膝50g，补骨脂50g，黑芝麻50g。

功效：乌须发，壮筋骨，固精气。适用于治疗须发早白或脱发症。

第四节 饮食药膳养生实训

📋 案例

患者，女，38岁，公司职员。

主诉：患者长期工作压力大，饮食不规律，导致身体虚弱，容易疲劳，免疫力低下，经常感冒，且有失眠多梦、面色苍白、食欲缺乏等症状。

现病史：患者面色萎黄，唇甲色淡，头晕目眩，心悸失眠，神疲乏力，气短懒言，纳食减少，舌质淡，苔薄白，脉细弱。各项理化指标未见异常。西医诊断为亚健康状态，中医诊断为气血两虚证。

实训目的

1. 通过案例分析，理解饮食药膳在中医养生保健中的重要性。

2. 掌握饮食药膳养生方案的制定方法，包括药膳的选材、配伍、制作技巧，以及针对不同体质和疾病的饮食调理方法。

3. 对常见案例能够制定适宜的饮食药膳养生指导方案。

一、案例解析

气血两虚证是中医常见的一种证候，指气虚和血虚同时存在的病理状态。气血是维持人体正常生理活动的重要物质基础，气血不足会导致脏腑功能失调，出现多种症状。患者被诊断为气血两虚证，其症状表现为面色苍白、头晕目眩、心悸失眠、神疲乏力等，这些症状是气血不足、脏腑功能失调的表现。气血亏虚，不能上荣于头目，导致头晕目眩；心失所养，则出现心悸失眠；气血不足，脏腑功能减退，故见神疲乏力。发病原因为长期工作压力大、饮食不规律，导致脾胃虚弱，运化失司，气血生化乏源。脾胃为气血生化之源，脾胃虚弱则无法正常运化水谷精微，气血生成减少，从而出现气血两虚的症状。

二、制 定 方 案

（一）药膳选择

1. 补气养血药膳 通过补气养血的药膳，增强脾胃功能，促进气血生化。例如当归生姜羊肉汤，其中当归能补血活血，生姜可祛除风寒，羊肉性热，可以温中健脾，补肾壮阳，益气养血。

2. 健脾益气药膳 调理脾胃，改善食欲缺乏、消化不良等症状。如红枣桂圆粥，红枣和桂圆都具有补气养血的作用，搭配粳米熬成粥，能健脾益胃。

3. 安神助眠药膳 针对失眠多梦的症状，选用具有安神助眠功效的药膳。如莲子百合粥中的莲子和百合都有养心安神的功效，适用于心悸失眠、虚烦不眠等症状。

（二）养生方法

1. 药膳疗法

（1）当归生姜羊肉汤：补气养血，温中散寒。适用于气血不足、畏寒肢冷、面色苍白等症状。制作方法是将当归、生姜洗净切片，羊肉切块焯水去血沫。锅中加水，放入当归、生姜、羊肉，大火煮沸后转小火炖煮1.5小时，加盐调味即可。

（2）红枣桂圆粥：补气养血，健脾益胃。适用于气血两虚、食欲缺乏、失眠多梦等症状。制作方法是将大枣、桂圆肉洗净，粳米淘净。锅中加水，放入大枣、桂圆肉、粳米，大火煮沸后转小火煮成粥。

（3）莲子百合粥：养心安神，润肺止咳。适用于心悸失眠、虚烦不眠、干咳少痰等症状。制作方法是将莲子、百合洗净，粳米淘净。锅中加水，放入莲子、百合、粳米，大火煮沸后转小火煮成粥。

操作方法：每周选择 2～3 种药膳，根据其制作方法进行烹饪，连续食用 4 周为 1 个疗程。

2.食疗方法

（1）早餐：燕麦粥搭配大枣、桂圆，补充能量，健脾养血。燕麦富含膳食纤维，能提供持久的能量，大枣和桂圆则具有补气养血的作用。

（2）午餐：以富含蛋白质的食物为主，如瘦肉、鱼类、豆类等，搭配适量蔬菜，保证营养均衡。蛋白质是生命活动的物质基础，有助于组织生长与修复，同时搭配蔬菜能提供丰富的维生素和矿物质。

（3）晚餐：宜清淡，如小米粥、蔬菜汤等，避免过饱而影响睡眠。小米粥易于消化，能减轻脾胃负担，有助于改善睡眠质量。

注意事项：避免食用辛辣、油腻、生冷的食物，以免加重脾胃负担。

三、实 训 操 作

（一）药膳制作实训

1.当归生姜羊肉汤实训

材料准备：当归、生姜、羊肉、葱、姜、盐。

操作步骤：将当归、生姜洗净切片，羊肉切块焯水去血沫。锅中加水，放入当归、生姜、羊肉，大火煮沸后转小火炖煮 1.5 小时。加盐调味即可。

2.红枣桂圆粥实训

材料准备：大枣、桂圆肉、粳米。

操作步骤：将大枣、桂圆肉洗净，粳米淘净。锅中加水，放入大枣、桂圆肉、粳米，大火煮沸后转小火煮成粥。

3.莲子百合粥实训

材料准备：莲子、百合、粳米。

操作步骤：将莲子、百合洗净，粳米淘净。锅中加水，放入莲子、百合、粳米，大火煮沸后转小火煮成粥。

（二）日常饮食调理实训

燕麦红枣粥

材料：燕麦片 50g，大枣 10 枚，水适量。

制作方法：将大枣洗净，燕麦片淘净。锅中加水，放入大枣、燕麦片，中火煮 30 分钟。

医者仁心

药膳养生的人文关怀与实践智慧

在饮食药膳养生保健领域，深入理解药食性能方可科学运用药膳，同时需有共情与人文关怀。在药膳运用中要站在食用者角度，通过模拟体验理解患者，比如考虑不同体质人群对药食特性的反应，精准搭配。同时可结合传统中医理念，将"治未病"思想融入日常养生，用合适的药膳防患于未然，精准施养、提高身体素质。

? 思 考 题

1. 如何加强饮食养生保健与健康中国理念的深度融合?
2. 药膳养生保健如何用于亚健康人群?

本章数字资源

第四章　四时养生保健

四时更迭，阴阳消长，人体气血亦随之盛衰。《素问·四气调神大论》云："夫四时阴阳者，万物之根本也。"强调顺应天时乃养生之要义。

第一节　四时养生的原则

知识 链接

> 唐代医家孙思邈所著《千金方》中载："春七十二日，省酸增甘，以养脾气。夏七十二日，省苦增辛，以养肺气。长夏七十二日，省甘增咸，以养肾气。秋七十二日，省辛增酸，以养肝气。冬七十二日，省咸增苦，以养心气。"详细阐述了中医四时养生的理论，以及四季与五味、五脏的对应关系，强调了因时制宜、顺应自然界的规律，通过调整饮食达到预防疾病、保健养生的目的。

四时养生是中国传统医学的重要理念，强调顺应四季的自然变化来调节生活起居、饮食和情志，以达到预防疾病、延年益寿的目的。《素问·四气调神大论》曰："夫四时阴阳者，万物之根本也。所以圣人春夏养阳，秋冬养阴，以从其根，故与万物沉浮于生长之门。逆其根，则伐其本，坏其真矣。"即人体与自然界是一个有机整体，四季的变化直接影响人体的生理和病理状态，顺应四时变化、调和阴阳，可以防病治病、延年益寿。四时养生保健的原则如下。

一、顺应四时，天人相应

《素问·四气调神大论》中提到"春夏养阳，秋冬养阴"，这一原则强调人体应顺应四季的变化，调整生活起居和饮食。春季阳气生发，应注重养肝护阳；夏季阳气旺盛，需防暑湿；秋季阳气收敛，宜养肺润燥；冬季阳气潜藏，应补肾防寒。顺应四时变化，人体才能与自然和谐共处，保持健康。

二、调和阴阳，平衡脏腑

中医认为，阴阳平衡是健康的基础。《素问·生气通天论》指出："阴平阳秘，精神乃治。"四时养生强调根据季节特点调节阴阳，例如，春季阳气上升，易出现肝阳上亢，应多吃清淡食物以平肝潜阳；夏季炎热，易耗气伤阴，需注意清热养阴；秋季干燥，易伤肺阴，宜滋阴润肺；冬季寒冷，易伤阳气，应温补阳气。

三、因时制宜，灵活调整

四时养生并非一成不变，而是要根据个体差异和地域特点灵活调整。《灵枢·本神》中提到："智者之养生也，必顺四时而适寒暑。"例如，南方夏季湿热较重，养生应以清热祛湿为主；北方冬季寒冷干燥，养生应以温补润燥为主。此外，不同体质的人也应采取不同的养生方法，如阳虚体质者冬季应注重温补，阴虚体质者夏季应注重养阴。

四、未病先防，既病防变

《黄帝内经》强调"治未病"的理念，即在疾病未发生之前采取预防措施。四时养生的一个重要原则是根据季节特点预防疾病。例如，春季是流感高发期，应注意增强免疫力；夏季易患暑湿病，需防暑降温；秋季易发燥咳，应润肺止咳；冬季易患寒性疾病，需防寒保暖。未病先防，可以有效降低疾病的发生率。

总之，四时养生保健的原则是中医理论的重要组成部分，其核心在于顺应自然、调和阴阳、因时制宜和未病先防。通过遵循这些原则，人们可以在不同季节中保持身心健康，达到延年益寿的目的。

第二节　四时养生的特点

一、春　季　养　生

春季是阳气生发的季节，自然界万物复苏，人体也应顺应这一特点，注重养肝护阳。《素问·四气调神大论》中提到："春三月，此谓发陈，天地俱生，万物以荣。"春季养生的特点包括以下几个方面。

1. 阳气生发　春季是阳气逐渐生发的季节，自然界中的阳气开始上升，人体的阳气也随之活跃。此时，养生应注重顺应阳气的生发，促进新陈代谢，增强免疫力，避免过度劳累和情绪波动。

2. 养肝为主　春季与肝脏相对应，肝气在春季最为旺盛。因此，春季养生应以养肝为主。肝主疏泄，调畅气机，若肝气郁结，易导致情绪波动、烦躁易怒等症状。饮食上应多吃一些养肝护肝的食物，以平肝潜阳。

3. 防寒保暖　春季气候多变，早晚温差较大，容易引发感冒等疾病。因此，春季养生应注意防寒保暖，尤其是早晚时段。穿衣应遵循"春捂秋冻"的原则，适当增减衣物，避免受凉。

4. 适度运动　春季是进行户外活动的好时节，适度的运动有助于促进气血运行，增强体质。运动时应注意循序渐进，避免过度劳累。春季也是踏青的好时节，适当接触自然，有助于缓解压力，提升心情。

二、夏　季　养　生

夏季是阳气最旺盛的季节，气候炎热，人体易出汗，养生应以清热防暑为主。《素问·四气调神大论》中提到："夏三月，此谓蕃秀，天地气交，万物华实。"夏季养生的特点包括以下几个方面。

1. 清热防暑　夏季气温高，人体容易受到暑热的侵袭，出现中暑、口渴、乏力等症状。因此，夏季养生的首要任务是清热防暑。饮食上应多吃一些清热解暑的食物，以帮助身体降温。同时，应多喝水或饮用滋阴生津的饮品，以补充体内流失的水分。应避免过多食用冷饮，以免损伤脾胃。

2. 养心为主　夏季与心脏相对应，心气在夏季最为旺盛。因此，夏季养生应以养心为主。心主血脉，若心火过旺，易导致心烦、失眠、口干舌燥等症状。饮食上应多吃一些养心安神的食物。

3. 防湿邪　夏季湿气较重，容易导致湿邪侵袭，出现食欲缺乏、疲倦乏力、关节酸痛等症状。因此，夏季养生应注意防湿邪。饮食上应多吃一些健脾祛湿的食物，以帮助身体排出湿气。同时，应保持室内通风，避免长时间处于潮湿环境中。

4. 适度运动　夏季虽然炎热，但适度的运动有助于促进气血运行，增强体质。

三、秋　季　养　生

秋季是阳气收敛的季节，气候干燥，易致燥咳，养生应以养肺润燥为主。《素问·四气调神大论》

中提到："秋三月，此谓容平，天气以急，地气以明。"秋季养生的特点包括以下几个方面。

1. 养肺润燥　秋季与肺脏相对应，肺主气，司呼吸，易受燥邪侵袭。因此，秋季养生应以养肺润燥为主。饮食上应多吃一些滋阴润肺的食物，以缓解秋燥引起的干咳、咽干、皮肤干燥等症状。同时，应少吃辛辣刺激性食物，以免加重肺燥。

2. 收敛阳气　秋季阳气逐渐收敛，自然界中的阳气开始下降，人体的阳气也随之减弱。养生应注重收敛阳气，避免过度耗散。饮食上可以多吃一些酸味食物，以收敛肺气。同时，应避免过度劳累，保持心情平静，以顺应阳气的收敛。

3. 预防燥邪　秋季气候干燥，容易导致燥邪侵袭，出现口干舌燥、皮肤干燥、便秘等症状。因此，秋季养生应注意防燥邪。饮食上应多吃一些滋阴润燥的食物，以帮助身体抵御燥邪，并注意保持室内湿度。

4. 适度运动　秋季是进行户外活动的好时节，适度的运动有助于促进气血运行，增强体质。运动时应注意保暖，避免受凉。秋季也是登高的好时节，适当进行户外活动，有助于缓解秋燥，提升心情。

四、冬季养生

冬季是阳气潜藏的季节，气候寒冷，易致寒性疾病，养生应以补肾防寒为主。《素问·四气调神大论》中提到："冬三月，此谓闭藏，水冰地坼，无扰乎阳。"冬季养生的特点包括以下几个方面。

1. 补肾防寒　冬季与肾脏相对应，肾主藏精，是人体阳气的根本。因此，冬季养生应以补肾防寒为主。饮食上应多吃一些温补的食物，以温补阳气，增强抵抗力。同时，应避免过多食用生冷食物，以免损伤脾胃。冬季也是进补的好时节，可以适当食用一些滋补品，以增强体质。

2. 养肾为主　冬季是养肾的最佳时节，肾气在冬季最为旺盛。因此，冬季养生应以养肾为主。肾主水，若肾气不足，易导致腰膝酸软、畏寒肢冷等症状。饮食上应多吃一些补肾的食物，同时，应保持心情平静，避免过度劳累，以维护肾脏的健康。

3. 防寒保暖　冬季气候寒冷，易感寒邪，导致感冒、关节疼痛等症状。因此，冬季养生应注意防寒保暖。穿衣应遵循"冬藏"的原则，适当增加衣物，尤其是头部、颈部和脚部的保暖。冬季也是流感高发期，应注意个人卫生，勤洗手，避免去人群密集的地方，同时，注意室内通风，促进空气对流。

4. 适度运动　冬季虽然寒冷，但适度的运动有助于促进气血运行，增强体质。应选择在阳光充足的时间进行运动，并注意保暖，避免受凉。冬季也是进行室内活动的好时节，可以适当进行一些室内运动，以保持活力。

考点与重点　四时养生保健的原则

第三节　四时养生的应用

一、春季养生

春季是万物复苏、阳气生发的季节，春气应于肝脏，恰逢肝气生发条畅之际。因此，人体应顺应自然，注意生活起居、饮食调护以及适当的体育锻炼，以更好地适应自然界的变化。

（一）生活起居

春天气候转暖，皮肤和肌肉微血管处于迟缓舒张的状态，血流速度减慢，体表血液供应量增加，而供给大脑的血液相应减少，中枢神经系统兴奋性刺激信息减弱，抑制性功能相对增强，从而引起"春困"。因而，要保证充足的睡眠，早睡早起，顺应阳气的生发，克服消极懒惰情绪；进行一定的户外活动，改善血液循环；适当增加营养，多进食富含优质蛋白的食物；并适当开窗通风，保持室内空气清新。同时，由于春季昼夜温差较大，应注意"春捂秋冻"，适当增减衣物，避免受凉。

（二）饮食调护

1. 辛甘发散   春季阳气生发，适合进食辛甘发散的食物，如韭菜、葱、蒜、香菜等。

2. 养肝护肝   春季肝气旺盛，易致肝火过旺，适合进食养肝护肝的食物，如菠菜、芹菜、枸杞等。

3. 饮食清淡   春季饮食应以清淡为主，避免过于油腻和辛辣，以免加重肝脏负担。

4. 推荐食物

（1）韭菜：辛温发散，有助于阳气生发，适合春季食用。

（2）菠菜：富含铁和维生素，具有养肝护肝的作用。

（3）枸杞：滋补肝肾，养肝明目，可泡茶或煮粥食用。

（4）菊花：清热解毒，清肝明目，适合泡茶饮用。

（5）蜂蜜：滋阴润燥，适合春季缓解干燥。

（三）运动锻炼

春季适合进行户外活动，如散步、慢跑、太极拳等，以促进气血运行，增强体质，且有助于舒缓情绪，缓解压力。但运动时应注意循序渐进，避免过度劳累。

（四）养生方

枸杞菊花茶

材料：枸杞 10g，菊花 5g，冰糖适量（可选）。

用法：将枸杞和菊花放入杯中，用沸水冲泡，加盖焖 5～10 分钟。可根据个人口味加入适量冰糖调味。每日 1 次，连续饮用 1～2 周。

功效：枸杞滋补肝肾、养肝明目；菊花清热解毒、清肝明目。适合春季养肝护阳，缓解春燥，抑制肝火过亢。

二、夏季养生

夏季气候炎热，阳气旺盛，出汗较多，易于伤津耗气。夏季的养生应以清热解暑、养阴生津为主，同时注意防暑降温。因此，夏季养生的生活起居、饮食调护以及运动锻炼等都应与夏季气候变化相适应。

（一）生活起居

《素问·四气调神大论》曰："夏三月……夜卧早起，无厌于日。"夏季阳热之气旺盛，昼长夜短，人们应顺应自然，晚睡早起，适当参加户外活动，保养真气。夏季气温较高，汗泄较多，容易损伤气阴，使人感觉疲劳，可服用生脉散、升阳益胃汤等益气养阴。夏季应适当午睡，以放松心情，保持体力。此外，夏季蚊虫较多，应注意驱蚊防虫。

夏季炎热多雨，暑湿之气容易乘虚而入，易致中暑、湿邪等时令疾病。脾喜燥恶湿，湿邪容易损伤脾胃，可服香薷散、藿朴夏苓汤等芳香化浊、清解湿热之方，同时，避免进食肥甘厚味以减轻脾胃负担。预防中暑，注意避免在烈日下过度暴晒；注意室内降温，但空调温度不宜过低，以免损伤阳气。可以食用绿豆汤、酸梅汤或使用十滴水、清凉油等来防暑降温。

（二）饮食调养

1. 清热解暑   夏季炎热，容易中暑，饮食应以清热解暑为主，如绿豆、西瓜、黄瓜、苦瓜等，帮助降温解暑。

2. 养心护阴 夏季心火旺盛，易出现心烦、失眠等症状，应多吃养心安神的食物，如莲子、百合、大枣等，以清心火、安神志。夏季出汗较多，易耗气伤阴，应多喝水或饮用滋阴生津的饮品，如菊花茶、酸梅汤等。避免过多食用冷饮，以免损伤脾胃。

3. 健脾祛湿 夏季湿气较重，易导致脾胃功能减弱，饮食应以清淡、易消化为主，多吃健脾祛湿的食物，如薏苡仁、红豆、冬瓜等，帮助身体排除湿气。

4. 推荐食物

（1）绿豆：清热解毒，消暑利湿，可煮汤或煮粥食用。

（2）西瓜：清热解暑，生津止渴，适合夏季食用。

（3）黄瓜：清热利尿，解暑降温，可生吃或凉拌。

（4）苦瓜：清热解毒，降火消暑，适合炒菜或煮汤。

（5）莲子：养心安神，健脾止泻，可煮粥或炖汤。

（6）薏苡仁：健脾祛湿，清热排毒，可煮粥或煮水饮用。

（三）运动锻炼

夏季应选择清晨或傍晚气温较低时进行运动，避免在烈日下剧烈运动。适合的运动包括游泳、瑜伽、太极等，既能锻炼身体，又能清热解暑。运动后应及时补充水分，避免脱水。

（四）养生方

绿豆百合汤

材料：绿豆 50g，干百合 20g，冰糖适量。

用法：将绿豆洗净，浸泡 2 小时；干百合洗净备用。将绿豆和百合放入锅中，加适量清水，大火煮沸后转小火煮至绿豆开花，加入冰糖调味即可。每周 2～3 次，夏季可常饮。

功效：绿豆清热解毒、消暑利湿；百合滋阴润肺、清心安神。适合夏季清热解暑，缓解暑热引起的心烦口渴。

三、秋 季 养 生

秋季气候干燥，阳气收敛，易致肺燥。秋季应于肺脏，养生应以养肺润燥为主。因此，秋季养生在生活起居、饮食调护以及运动锻炼等方面，都应与秋季气候变化相适应。

（一）生活起居

秋季，自然界之阳气趋于向内收藏，人们起居作息也要顺应自然。《素问·四气调神大论》指出："秋三月，早卧早起，与鸡俱兴。"秋季应早卧，顺应阳气的收藏、阴精的内蓄；秋季应早起，顺应阳气的疏泄，使肺气得以舒展。

（二）饮食调养

1. 养肺润燥 秋季燥邪易伤肺阴，饮食应以滋阴润肺为主，多吃润燥的食物，如梨、百合、银耳、蜂蜜等，以缓解秋燥引起的干咳、咽干、皮肤干燥等症状。

2. 滋阴生津 秋季气候干燥，易耗伤津液，应少吃辛辣刺激性食物，如辣椒、生姜等。宜进食滋阴生津的食物，如芝麻、核桃、杏仁等，以帮助身体抵御燥邪。

3. 收敛阳气 秋季阳气逐渐收敛，应多吃酸味食物，如山楂、柠檬、葡萄等，以收敛肺气，避免阳气过度耗散。

4. 推荐食物

（1）梨：润肺止咳，生津润燥，可生吃或煮汤。

（2）百合：滋阴润肺，清心安神，可煮粥或炖汤。

（3）银耳：滋阴润肺，养胃生津，可煮羹或炖汤。

（4）蜂蜜：滋阴润燥，润肠通便，可泡水或加入饮品中。

（5）芝麻：滋阴润燥，补肾益精，可炒熟后撒在食物上。

（6）核桃：补肾润肺，滋阴润燥，可生吃或加入粥中。

（三）运动锻炼

秋季适合进行一些中等强度的运动，如慢跑、登山、太极拳等，以增强体质，提高免疫力。运动时应注意保暖，避免受凉。秋季也是登高的好时节，适当进行户外活动，有助于舒缓情绪，缓解秋燥。

（四）养生方

雪梨银耳羹

材料：雪梨 1 个，干银耳 10g，枸杞 5g，冰糖适量。

用法：银耳用温水泡发，撕成小朵；雪梨去皮切块。将银耳、雪梨和枸杞放入锅中，加适量清水，大火煮沸后转小火煮 30 分钟，加入冰糖调味即可。每周 2～3 次，秋季可常饮。

功效：雪梨润肺止咳、生津润燥；银耳滋阴润肺、养胃生津。此羹适合秋季养肺润燥，缓解秋燥引起的干咳、咽干等症状。

四、冬 季 养 生

冬季气候寒冷，阳气潜藏，人体易出现寒性疾病。冬季应于肾脏，冬季养生应以补肾防寒为主，同时注意保暖，增强抵抗力。因此，冬季养生在生活起居、饮食调护以及运动锻炼等方面，都应与冬季气候变化相适应。

（一）生活起居

《素问·四气调神大论》认为，冬季养生宜"早卧晚起，以待日光"，即冬季应早睡晚起，起床时间应在太阳出来之后。早睡可以保证充足的睡眠，有利于阳气潜藏、阴精积蓄；待日出再起床则能躲避严寒，求其温暖。冬季天亮较迟，在日出之前，外出锻炼易遭受寒邪、浊气的伤害，并且容易增加诱发呼吸系统疾病和心脑血管疾病的风险。所以，冬季晨练时间不宜过早，应在太阳出来之后再进行晨练。

冬季气候寒冷，若气温骤降，或机体抵抗力不足，寒邪侵袭，易导致感冒、急性支气管炎等疾病发生，或引起支气管哮喘、慢性支气管炎等急性发作，或诱发急性心肌梗死、脑卒中等心血管疾病。因此防寒护阳非常重要，室内可使用适当的取暖设施，年老体弱者穿棉马甲等。同时，也要注意颜面、四肢的保护，防止冻伤。

《素问·金匮真言论》指出："夫精者身之本也，故藏于精者，春不病温"。说明冬季节制房事，蓄养阴精，对于预防春季温病具有重要意义。

（二）饮食调养

1. 补肾防寒　冬季阳气潜藏，肾气最为旺盛，饮食应以温补为主，多吃温性食物，如羊肉、牛肉、核桃、桂圆等，以温补阳气，增强抵抗力。同时，冬季易伤肾阳，应多吃一些补肾的食物，如黑豆、黑芝麻、枸杞等。避免过多食用生冷食物，以免损伤脾胃。

2. 温阳散寒　冬季寒冷，易导致寒邪侵袭，应多吃温阳散寒的食物，如生姜、肉桂、花椒等，以驱寒保暖。

3. 滋阴润燥　冬季气候干燥，易耗伤津液，宜多进食滋阴润燥的食物，如黑芝麻、银耳、蜂蜜等，以帮助身体抵御燥邪。

4. 推荐食物

（1）羊肉：温补肾阳，驱寒暖身，可炖汤或炒菜。

（2）牛肉：补气养血，温中散寒，可炖汤或炒菜。

（3）核桃：补肾润肺，滋阴润燥，可生吃或加入粥中。

（4）桂圆：补血安神，温补心脾，可煮粥或炖汤。

（5）生姜：温阳散寒，驱寒暖身，可煮汤或泡茶。

（6）黑芝麻：滋阴润燥，补肾益精，可炒熟后撒在食物上。

（三）运动锻炼

冬季运动应选择在阳光充足的时间进行，如上午或下午。适合的运动包括慢跑、太极拳、八段锦等，既能锻炼身体，又能增强抵抗力。运动时应注意保暖，避免受凉。冬季也是进补的好时节，可以结合运动锻炼，增强体质。

（四）养生方

当归生姜羊肉汤

材料：羊肉 500g，当归 10g，生姜 3 片，枸杞 5g，盐适量。

用法：羊肉洗净切块，焯水去腥；当归、生姜洗净备用。将羊肉、当归、生姜和枸杞放入锅中，加适量清水，大火煮沸后转小火炖煮 1 ～ 2 小时，加盐调味即可。每周 1 ～ 2 次，冬季可常食用。

功效：当归补血活血，生姜温中散寒，羊肉温补肾阳、驱寒暖身。适合冬季补肾御寒，缓解冬季四肢冰凉、畏寒乏力等症状。

四时养生不仅是中医理论的精髓，也是现代人追求健康生活的重要指南。顺应四时气候的变化而养生，是养生防病的原则。四时养生强调顺应自然规律，按照不同季节的特点调整生活起居、饮食调护和运动锻炼。春季养肝护阳，夏季清热解暑，秋季养肺润燥，冬季补肾防寒。如此，才能与自然界万物一样在生长化收藏的生命过程中生生不息。科学合理的养生方法可以有效预防疾病，增强体质，达到延年益寿的目的。

第四节　四时养生实训

📋 案例

患者，女，50 岁，公司会计。

主诉：反复胁肋胀痛 3 个月余，伴食欲缺乏、倦怠乏力。平素工作压力大，常感情绪抑郁，夜间多梦易醒，月经周期紊乱，经量减少。冬季手足冰凉加重，春季易发眩晕，夏季胸闷自汗，秋季皮肤干燥瘙痒。

现病史：患者自述平素工作压力大，长期熬夜加班，饮食不规律，喜食生冷。近 3 个月因工作调整压力倍增，情绪焦虑，逐渐出现右胁部隐痛，餐后腹胀明显，大便溏薄、日行 2 ～ 3 次。秋冬季症状加重，畏寒肢冷，入春后出现目赤口干。舌淡红、苔薄白、边有齿痕，脉弦细。辅助检查：肝胆超声检查未见异常，甲状腺功能正常。血常规示轻度贫血（血红蛋白 98g/L）。

实训目的

1. 通过案例分析，理解中医四时养生在临床实践中的重要性，掌握因时制宜的养生原则。

2. 掌握四时养生的核心方法，包括生活起居、饮食调养、运动锻炼的四季调整策略。

3. 能针对具体案例制定个性化的四时养生指导方案。

4. 具有中医养生保健宣教的健康意识。

一、案 例 解 析

　　患者由于长期情志不遂，导致肝失疏泄，木郁克土，脾失健运。长期情志不畅致肝失疏泄，见胁痛、情绪抑郁、脉弦；木郁克土导致脾失健运，见纳差、腹胀便溏、舌有齿痕；气机郁滞影响气血运行，见月经紊乱、倦怠乏力；舌淡红、苔薄白、边有齿痕，脉弦细，均为肝郁脾虚的表现，故诊断为肝郁脾虚证。肝气郁滞，脾失健运，气血生化不足，四时阴阳失调。

二、制 定 方 案

　　针对肝郁脾虚证的四时养生方案，主要包括调整生活起居、饮食调养、运动锻炼，以疏肝理气、补气健脾。以下是具体的四时养生方案。

（一）生活起居

　　1. 春季　顺应少阳生发之气，夜卧早起，卯时（5：00—7：00）起床，每日晨练时练习"嘘"字诀疏肝，避免情绪压抑，可通过园艺、书法静心。梳头百下，穿青绿色系衣物、宽松衣裤；注意倒春寒，晨起戴围巾护颈，午间居室东向开窗通风，疏泄肝气。

　　2. 夏季　养护心脾，避暑湿，夜卧早起，午时（11：00—13：00）小憩30分钟养心；空调温度不低于26℃，避免寒湿直侵脾胃；佩戴香囊（苍术、藿香）防暑湿，勤晒被褥。

　　3. 秋季　滋阴润燥，金水相生，早卧早起，减少熬夜耗阴。注意肩颈保暖，室内加湿（湿度50%～60%），晨起饮温水润燥，避免过度沐浴损伤皮脂，戌时（19：00—21：00）热水泡脚。参与团体活动（如太极、合唱）缓解秋日悲伤情绪，睡前冥想安神。

　　4. 冬季　固护元阳，培补命火，早卧晚起，避寒就温。辰时（7：00—9：00）日光浴补阳，足部药浴（艾叶＋生姜），穿棉袜保暖，避免久坐伤气；卧室温度保持18～20℃，阳光充足时开窗通风；使用暖色调寝具，阅读励志书籍振奋情志。

（二）饮食调养

　　1. 春季

　　宜食：早餐山药小米粥，玫瑰花茶；午餐清蒸鲈鱼（佐陈皮、生姜），荠菜炒百合；晚餐菠菜猪肝汤，糙米饭。

　　忌食：酸涩收敛之品（如山楂、乌梅）。

　　药膳：柴胡疏肝粥（柴胡10g、粳米50g、陈皮5g）。

　　2. 夏季

　　宜食：早餐绿豆薏米粥，凉拌苦瓜；午餐冬瓜老鸭汤（加白术、茯苓），玉米饭；晚餐蒜蓉马齿苋，莲子银耳羹。

　　忌食：冰镇饮品、肥甘厚味。

　　药膳：三豆饮（赤小豆30g、绿豆30g、黑豆30g）。

　　3. 秋季

　　宜食：早餐杏仁露，蒸南瓜；午餐莲藕排骨汤（加黄芪），黑芝麻饭；晚餐雪梨川贝炖瘦肉，百合炒芦笋。

忌食：辛辣燥热之品。

药膳：沙参麦冬炖瘦肉（沙参 15g、麦冬 10g、瘦肉 200g）。

4. 冬季

宜食：早餐桂圆红枣粥，核桃仁；午餐当归生姜羊肉汤，栗子焖饭；晚餐黑豆鲫鱼汤，蒸山药。

忌食：生冷寒凉之物。

药膳：当归生姜羊肉汤（当归 20g、生姜 30g、羊肉 500g）。

（三）运动锻炼

1. 春季 避免大汗，晨练八段锦"调理脾胃须单举"＋"五禽戏"虎戏疏肝，配合太冲穴点按。每日晨练 30 分钟，着重伸展胁肋部。注意运动后及时擦汗，避免汗出当风。

2. 夏季 防暑降温，傍晚太极拳"云手式"，配合阴陵泉拍打；健步走（配五音疗法角调）、游泳。

3. 秋季 注意补水，太极拳（云手式）、登山观景；申时（15:00—17:00）六字诀"呬"字功养肺。傍晚散步 40 分钟，心率控制在 80 ～ 100 次 / 分。注意避开正午烈日，运动前后补充淡盐水。

4. 冬季 避免晨雾中锻炼，易筋经"九鬼拔马刀"宣肺＋呼吸吐纳（吸清气、呼浊气），午间阳光充足时练习五禽戏"熊戏"培补元气。频率为晨起练习 20 分钟，配合叩齿吞津。注意运动强度适中，避免大汗伤阴。

三、实 训 操 作

（一）生活起居宣教实训

1. 制作四季起居对照表（光照时间 / 室内温湿度 / 衣着建议）

2. 演示时辰养生法（十二经络当令时辰养护）

3. 现场布置符合春季特性的起居环境

（二）饮食调养实训

1. 辨识药食同源食材（现场辨别玫瑰花 / 陈皮等道地药材）

2. 配伍禁忌实践（演示萝卜与人参的相恶关系）

3. 四季养生药膳制作

（1）春季。玫瑰陈皮茶：玫瑰花 5g、陈皮 3g、大枣 2 枚，午后冲泡，疏肝理气；佛手瓜薏仁粥：佛手瓜 100g、薏苡仁 30g、粳米 50g，煮粥食用健脾化湿。

（2）夏季。三豆饮：赤小豆、绿豆、黑豆各 20g，加乌梅 2 枚煎汤代茶，防暑敛汗；茯苓冬瓜盅：茯苓 15g、冬瓜 200g、莲子 10 粒，蒸食健脾祛湿。

（3）秋季。百合银耳羹：百合 20g、银耳 10g、南杏仁 10g，加蜂蜜润燥；黄芪山药鸡汤：黄芪 15g、山药 100g、鸡胸肉 150g，炖汤补肺脾之气。

（4）冬季。当归生姜羊肉汤：当归 10g、生姜 30g、羊肉 200g，加黄酒炖煮温阳养血；黑芝麻核桃糊：黑芝麻 30g、核桃仁 20g、糯米 50g，打糊补肾益精。

（三）运动锻炼实训

1. 四时导引法分解教学（结合呼吸法）

2. 经络拍打手法训练（肝经至脾经循行路线实操）

3. 运动强度监控（监测运动前后脉象变化）

医者仁心

顺应自然，心怀敬畏

　　四时养生理念强调"春生、夏长、秋收、冬藏"，人体要顺应四季气候变化调整生活方式和养生方法。这一理念反映了对自然规律应怀有敬畏之心。在现代社会，科技的飞速发展让人类似乎具备了征服自然的能力，但自然灾害、生态危机等问题提醒着我们，自然规律不可违背。要引导人们尊重自然、顺应自然，将这种敬畏融入日常行为。比如，培养学生爱护环境、珍惜资源的意识，明白人类是自然的一部分，与自然相互依存。只有顺应自然规律，才能实现人与自然和谐共生，保障人类社会的可持续发展。

❓ 思 考 题

1. 四时养生保健的原则是什么？
2. 如何顺应四季的特点进行养生保健？

本章数字资源

第五章　经络养生保健

经络乃气血运行之通道，内联脏腑，外络肢节，是中医养生之枢要。《灵枢·经脉》言："夫十二经脉者，人之所以生，病之所以成。"道明经络畅通则百病不生的核心机理。

第一节　人体经络特点及作用

经络是经脉和络脉的总称，是人体运行气血、联络脏腑、沟通内外、贯穿上下的路径。其中，"经"有路径的含义，经脉是经络系统中的主干，贯通上下，沟通内外，深而在里；"络"有网络的含义，络脉是经脉别出的分支，较经脉细小，纵横交错，遍布全身，包括浮络、孙络等，浮络浮在表面，孙络是最细小的络脉（表5-1）。

表 5-1　经络系统

经络系统组成	细分	具体内容
经脉	十二经脉	手三阴经：手太阴肺经、手厥阴心包经、手少阴心经 手三阳经：手阳明大肠经、手少阳三焦经、手太阳小肠经 足三阴经：足太阴脾经、足厥阴肝经、足少阴肾经 足三阳经：足阳明胃经、足少阳胆经、足太阳膀胱经
经脉	奇经八脉	任脉、督脉、冲脉、带脉、阴维脉、阳维脉、阴跷脉、阳跷脉
经脉	十二经别	从十二经脉别出的重要分支，分别起于四肢肘膝关节以上，深入体腔内部，与相关脏腑联系，然后浅出体表，上行头项部，阳经经别合于本经经脉，阴经经别合于其相表里的阳经经脉
络脉	别络	十二经脉与督脉、任脉各有一支别络，再加上脾之大络，合为"十五别络"
络脉	浮络	循行于人体浅表部位而常浮现的络脉
络脉	孙络	最细小的络脉

一、经络循行与分布

（一）十二经脉

十二经脉包括手三阴经、手三阳经、足三阴经、足三阳经，与奇经八脉相对，又称"正经"或"十二正经"。十二经脉对称性纵贯全身，主要在上肢循行的称为"手经"，主要在下肢循行的称为"足经"。循行于四肢内侧面的称为"阴经"，隶属于脏；循行于四肢外侧面的称为"阳经"，隶属于腑。根据阴阳三分法，阴分为太阴、厥阴、少阴，阳分为太阳、阳明、少阳。

1. 走向规律　手三阴经：从胸走手，循行于上肢内侧，止于手部。手三阳经：从手走头，循行于上肢外侧，向上到达头部。足三阳经：从头走足，经过躯干部位，循行于下肢外侧，终于足部。足三阴经：从足走腹（胸），循行于下肢内侧，向上到达腹（胸）部。

2. 交接规律 相表里的阴经与阳经在四肢末端交接，同名的阳经与阳经在头面部交接，相互衔接的阴经与阴经在胸中交接。

3. 分布规律

（1）头面部：主要循行的是阳经，其中阳明经主要循行于面部、额部，少阳经主要循行于头侧部，太阳经主要循行于头后部及头项部。

（2）躯干部位：分布有十二经脉，手三阴经均从胸部行于腋下；手三阳经行于肩部和肩胛部；足阳明胃经行于前（胸腹面），足少阳胆经行于侧面，足太阳膀胱经行于后（背腰部）；足三阴经：均分布于腹胸面。

（3）四肢部位：阴经分布内侧，其中，太阴经在前缘，厥阴经在中线，少阴经在后缘。但在小腿下半部和足背部，足厥阴肝经在前缘，足太阴脾经在中线。阳经分布于四肢的外侧，阳明经在前缘，少阳经在中线，太阳经在后缘。

4. 表里关系 十二经脉互为表里关系，即手阳明大肠经与手太阴肺经、手少阳三焦经与手厥阴心包经、手太阳小肠经与手少阴心经、足阳明胃经与足太阴脾经、足少阳胆经与足厥阴肝经、足太阳膀胱经与足少阴肾经互为表里。

5. 流注次序 手太阴肺经→手阳明大肠经→足阳明胃经→足太阴脾经→手少阴心经→手太阳小肠经→足太阳膀胱经→足少阴肾经→手厥阴心包经→手少阳三焦经→足少阳胆经→足厥阴肝经→手太阴肺经，如此循环无端，构成了一个完整的气血循环系统。

（二）奇经八脉

奇经八脉是督脉、任脉、冲脉、带脉、阳维脉、阴维脉、阴跷脉、阳跷脉的总称。不同于十二经脉，它不属于脏腑，无表里关系；腧穴分布也有别：除了督脉和任脉有本经所属的腧穴外，其他六条奇经则没有专门的腧穴，其腧穴多寄附于十二正经与任脉、督脉之中；它的循行交错复杂，奇经八脉纵横交错地循行分布于十二经脉之间，除带脉横向循行外，其他奇经均为纵向循行。

奇经八脉的作用主要体现在沟通十二经脉之间的联系，如督脉称"阳脉之海"，调节全身阳经经气；任脉为"阴脉之海"，调节全身阴经经气；冲脉与任脉、督脉及足阳明、足少阴等经有联系，有"十二经之海""血海"之称，涵蓄十二经气血。奇经八脉的主要作用还体现在对十二经脉气血起到蓄积渗灌的作用，当十二经脉及脏腑气血旺盛时，奇经八脉加以蓄积，当人体功能活动需要时，奇经八脉又能渗灌供应，《难经·二十八难》将十二经脉比作"沟渠"，把奇经八脉喻作"湖泽"。

（三）十二经别

十二经别是从十二经脉别出的经脉，分别起自四肢，循行于体腔脏腑深部，上出于颈项浅部。阳经的经别从本经别出而循行体内后，仍回到本经；阴经的经别从本经别出而循行体内后，却与相为表里的阳经相合。十二经别的循行，多从四肢肘膝关节附近正经别出（离），经过躯干深入体腔与相关的脏腑联系（入），再浅出体表上行头项部（出），在头项部，阳经经别合于本经的经脉，阴经经别合于其相表里的阳经经脉（合）。因此，十二经别的循行特点可用"离、入、出、合"来概括。

十二经别的功能首先体现在其通过"离、入、出、合"的循行分布，使十二经脉中互为表里的两条经脉在体内的联系更为密切，加强了脏腑之间的相互联系与协调。其次，十二经别循行均上达头面，加强了十二经脉与头面部的联系，为经络系统对头面部的功能调节提供了更丰富的途径，也使头面部能更广泛地反映全身的生理病理状况。最后，十二经别由于循行深入体腔，联系更多的脏腑和组织，使得十二经脉上的腧穴不仅能治疗本经的病症，还能治疗经别所联系的脏腑组织的病症，从而扩大了经穴的主治范围。

（四）十五别络

十五别络是经络系统的重要组成部分，在人体气血运行和生理功能调节等方面发挥着独特作用。别络，是从经脉分出的支脉，大多分布于体表。十五别络是指十二经脉和任、督二脉各自别出一络，加上脾之大络，共十五条，故称为十五别络，也叫十五络脉。

（五）浮络

浮络是指位于皮下浅表的络脉，因其位浅如浮而得名。浮络作为经络系统的一部分，能加强经脉之间的联系，使经络系统的气血运行更加通畅，将气血输送到体表各个部位。浮络还具有将气血输布到肌表的作用，为皮肤、肌肉等组织提供营养物质，维持其正常的生理功能，使肌肤得以滋养，保持润泽。另外，位于体表的浮络可以在一定程度上抵御外邪的入侵，当外邪侵袭人体时，浮络能够首先感知并做出反应，起到保卫机体的作用。最后，人体内部脏腑功能的失调或气血的变化，往往会通过浮络在体表的色泽、形态等方面表现出来，中医可以通过观察浮络的这些变化来推断体内的病情。

浮络分为实络和虚络。实络是指经络出现实质性的变化，主要表现在体表症状明显，如经络处肿胀、疼痛、红斑、瘀血等，通常是由于外伤、炎症等因素引起的，治疗方法以理气解结、活血化瘀为主。虚络则是指经络在体表出现虚弱无力的情况，体表表现较不明显，常见的虚络症状包括皮肤苍白、无力感、肢体发凉等，治疗方法以补益气血、调理脏腑为主。

（六）孙络

孙络是络脉的分支，即络脉中的细小部分，也被称为孙脉。《灵枢·脉度》中提到"经脉为里，支而横者为络，络之别者为孙"，明确指出了孙络是从络脉别行而出的脉络，是络脉的分支结构。孙络数量众多，广泛分布于人体的各个部位，包括四肢、躯干、脏腑、五官等。它们在体内相互交织，形成了一个复杂且庞大的网络，无处不在，无处不至，就像现代解剖学中的毛细血管，遍布全身各个组织和器官的间隙之中。孙络的生理功能主要体现在灌溉和调节气血、沟通内外、通行荣卫等三个方面。

（七）十二经筋

十二经筋是十二经脉之气"结、聚、散、络"于筋肉、关节的体系，是十二经脉的附属部分，又称"经筋"。它与十二经脉的循行部位基本一致，但在分布上有所不同，主要分布在四肢和躯干部位，不进入内脏，多结聚于关节和骨骼附近。

（八）十二皮部

十二皮部是十二经脉之气在体表皮肤一定部位的反映区，是十二经脉所连属的皮表部分的总称，也是络脉之气散布之所在。手足同名经脉皮部按"上下同法"合而为六经，各有皮部专名。《素问·皮部论》中将少阳经皮部命名为枢持，阳明经皮部命名为害蜚，太阳经皮部命名为关枢，厥阴经皮部命名为害肩，太阴经皮部命名为关蛰，少阴经皮部命名为枢儒。

二、经络的作用与临床应用

经络是中医理论的重要组成部分，在生理、病理及疾病防治等方面都有着重要作用，经络理论在临床中也有广泛应用。

（一）经络的作用

1. 沟通表里，联络脏腑　经络内属于脏腑，外络于肢节，将人体的五脏六腑、四肢百骸、五官九窍、皮肉筋脉等组织器官联结成一个有机的整体。如足阳明胃经，属胃，络脾，同时循行于面部、胸部、腹部及下肢外侧前缘等部位，将胃与体表的相关部位紧密联系起来。同时，经络通过相互络属和气血流注，使脏腑之间相互沟通、相互协调。如手太阴肺经与手阳明大肠经相表里，肺与大肠通过经络的联系，在生理功能上相互配合，在病理状态下相互影响。

2. 运行气血，渗灌全身　经络是气血运行的通道，能将脾胃运化所产生的水谷精微等营养物质，输送到全身各脏腑组织器官，以维持其正常的生理功能。如《灵枢·本脏》曰："经脉者，所以行血气而营阴阳，濡筋骨，利关节者也。"经络还能将气血等营养物质渗灌到机体的各个部位，濡养脏腑组织，使其得以维持正常的生理活动。

3. 感受刺激，传导信息　经络能感受机体内外各种刺激，如针刺、艾灸等治疗刺激，以及外界的风、寒、暑、湿、燥、火等邪气的刺激，并将感受到的刺激信息以一定的方式和速度传导到相关的脏腑组织器官，使其做出相应的反应。如针刺足三里穴时，会产生酸、麻、胀等感觉，并可沿足阳明胃经传导，这就是经络感应传导作用的体现。

4. 协调阴阳，调节虚实　经络能通过气血的运行和调节，使人体的阴阳保持相对平衡。当人体阴阳失衡时，经络可通过自身的调节作用，促使阴阳恢复平衡。经络可以根据机体的虚实状态，通过气血的流注和调节，来调整脏腑组织的功能，达到补虚泻实的目的。如在实证时，经络可将多余的气血疏导出去；在虚证时，可引导气血汇聚，以补充不足。

考点与重点　经络的循行特点及作用。

（二）临床应用

经络理论作为中医理论体系的重要支柱，在中医临床实践中起着极为关键的作用，是中医准确诊断和有效治疗疾病的重要依据，其临床应用主要体现在诊断和治疗两大方面。

1. 诊断

（1）经络望诊：经络望诊是通过细致观察经络循行部位皮肤的色泽、形态等变化，为疾病诊断提供有价值的线索。中医理论中，心主血脉，所以心经循行的手臂内侧、腋下等部位，一旦出现色泽异常，如泛红可能是心火亢盛，发绀或许是气血瘀滞，苍白则大概率是气血亏虚，这些都与心脏的病变密切相关。另外，若出现胸部两侧及胁肋部位胀满、疼痛，疼痛可呈胀痛、窜痛或刺痛，多由情志不舒，肝郁气滞，气血不畅，阻滞于胸胁部肝经所致，如长期精神压力大、情绪抑郁或暴怒等，导致肝气郁结，经络不通。临床中，医生通过望诊，能从这些外在表现初步判断内在脏腑经络的问题，为后续诊断提供方向。

（2）经络切诊：经络切诊是医生用手触摸经络穴位处的肌肤，感知有无结节、条索状物，以及压痛情况。以胆囊炎发作为例，胆经的胆囊穴常有明显压痛，医生通过按压此穴位，能快速判断是否存在胆囊问题。当肺部有疾病时，肺经的中府、云门等穴位也会出现压痛感，医生借助这种压痛反应能快速定位病变经络和脏腑，再结合其他诊断方法，进一步明确病因和病情。

2. 治疗

（1）针灸治疗：针灸治疗遵循"经脉所过，主治所及"的原则。例如，当患者出现上肢痹痛，医生常选取手三阳经上的穴位，如合谷、曲池、肩髃等进行针刺。针刺合谷穴时，通过提插捻转等手法，刺激穴位，调节经络气血，缓解上肢疼痛。若是面瘫患者，多选取面部阳明经穴位，如阳白、四白、地仓、颊车等，针刺这些穴位能有效调节面部经络气血，改善面部肌肉功能，达到止痛和恢复肌肉功能的效果。艾灸足三里也是常见的养生和治疗手段，长期坚持艾灸能温阳健脾，增强机体免疫力，充分体现了经络的温补调节作用。

（2）推拿按摩：推拿按摩通过特定手法作用于经络穴位，调节脏腑功能。比如按摩膀胱经的背俞穴，通过推、揉、按等手法，能调节相应脏腑的气血运行和功能状态。对于腰部疼痛的患者，医生通常会按摩肾经、膀胱经在腰部的循行部位，以及委中、肾俞等穴位，运用滚法、揉法、点按法等，疏通经络，促进气血流通，有效缓解疼痛。长期久坐导致的腰部劳损，通过推拿按摩，能使经络通畅，减轻疼痛、缓解肌肉紧张。

（3）中药归经：中药归经理论以经络为基础。如桑寄生归肝、肾经，能补肝肾、强筋骨，常用于治疗肝肾不足导致的腰膝酸软、筋骨无力等症状。临床中，对于老年患者肝肾亏虚、腰膝疼痛，医生常配伍桑寄生入药。桔梗归肺经，有引药上行的作用，在治疗肺部疾病时，常作为引经药使用，引导其他药物更好地作用于肺部。比如在治疗肺热咳嗽时，医生会在方剂中加入桔梗，让药物更精准地作用于肺脏，增强疗效。

第二节　基于经络学说的养生技能

一、灸 法 保 健

灸法又称为"灸焫""艾灸"，是一种传统中医疗法，指利用艾草制成的艾条或艾炷点燃后产生热力和药效，刺激体表穴位来调节身体功能，达到治疗和保健的目的。具有适应证广、疗效显著、操作安全、使用方便等特点，能起到温经通络、行气活血、升阳举陷、祛寒逐湿、回阳救逆等作用，是一种常用的中医保健方法。

（一）操作方法

1.艾炷灸　艾炷灸是将纯净的艾绒制成大小不等的圆锥形艾炷，放置于需要施灸部位点燃从而防治疾病的方法。艾炷分为大、中、小三种，小炷如麦粒般大，中炷如黄豆般大，大炷如蚕豆般大。每烧完一个艾炷，称为一壮。艾炷灸可分为直接灸和间接灸两种。

（1）直接灸：是将大小适宜的艾炷，直接放在皮肤上点燃施灸的方法。根据灸后对皮肤刺激程度的不同，分为瘢痕灸和无瘢痕灸两种。

1）瘢痕灸：又名化脓灸。施灸时将大小适宜的艾炷置于腧穴位置，从上端点燃，烧近皮肤时患者会有灼痛感，可用手在施灸腧穴周围轻拍，以缓解疼痛。可在所灸腧穴部位涂以少量的大蒜汁，以增强黏附及刺激作用。每壮艾炷必须燃尽，除去灰烬后，方可继续易炷再灸，须根据患者情况选择适宜的壮数。通常情况下，灸后1周左右，施灸部位化脓形成灸疮，5～6周灸疮自行痊愈，结痂脱落留下瘢痕。因此，必须征求患者同意后方可使用本法。临床上常用于治疗哮喘、肺痨、瘰疬、慢性胃肠道疾病等慢性病症。

2）无瘢痕灸：又称非化脓灸。施灸时将大小适宜的艾炷置于腧穴上点燃施灸，当艾炷燃剩2/5或1/4且患者感到微有灼痛时，即可易炷再灸，可在所灸腧穴部位涂以少量的凡士林，以使艾炷便于黏附。本法以局部皮肤出现红晕而不起疱为度，因其皮肤无灼伤，故灸后不化脓，不留瘢痕，适用于慢性虚寒性疾患。

（2）间接灸：是指用其他材料或药物将艾炷与施灸部位的皮肤隔开进行施灸的方法，又称隔物灸。治疗时，可使艾灸、药物同时起效，施灸效果更明显。常见材料有生姜、盐、大蒜、附子饼等。

1）隔姜灸：把鲜姜切成直径2～3cm、厚0.2～0.3cm的薄片，用针在姜片中间刺孔以加强透热性，然后置于施灸的部位，再将艾炷置于姜片上点燃施灸。灸完规定壮数，以使皮肤红润不起疱为度，常用于因寒而致的呕吐、腹痛等症。

2）隔蒜灸：用鲜大蒜头，切成厚0.2～0.3cm的薄片，用针在蒜片中间刺孔以加强透热性，把蒜片置于施灸的部位，再将艾炷置于蒜片上点燃施灸，直至灸完规定壮数。因本法可清热解毒、杀虫，多用于治疗瘰疬、肺痨及初起的肿疡等病症。

3）隔盐灸：又称神阙灸。以干燥的食盐填敷于脐部，或于盐上再置一薄姜片，上置艾炷施灸即可。临床上多用于治疗急性寒性腹痛或吐泻并作、中风脱证等病症。

4）隔附子饼灸：将附子饼刺孔后放在应灸腧穴或患处，再将艾炷置于其上，灸至皮肤出现红晕为度。多用于治疗命门火衰而致的阳痿、早泄、宫寒不孕等症。

2. 艾条灸　艾条灸即用制好的艾条进行施灸的方法，分为悬起灸和实按灸两种方式。

（1）悬起灸：施灸时将艾条悬放于距穴位皮肤一定距离处进行熏烤，不使艾条点燃端直接接触皮肤，称为悬起灸。又分为温和灸、雀啄灸和回旋灸三种。

1）温和灸：施灸时，将艾条的一端点燃后对准应灸腧穴部位或患处，距皮肤2～3cm进行熏烤，使患者局部有温热感而无灼痛为宜，一般每穴灸10分钟左右，至该处皮肤出现红晕为度。如遇昏厥、局部知觉迟钝的患者，医者可将中、食二指置于施灸部位两侧，通过医者手指的感觉测知患者局部的受热程度，以便随时调节施灸的距离，防止烫伤。

2）雀啄灸：施灸时，艾条点燃的一端与施灸部位的皮肤并不固定在一定距离，而是如鸟雀啄食一般，一上一下移动地施灸。

3）回旋灸：施灸时，艾条点燃的一端与施灸部位的皮肤虽有一定距离，但不固定，而是向左右方向均匀地移动或反复旋转地进行施灸。

艾条灸适用于各类病症，但温和灸一般多用于慢性病症，雀啄灸、回旋灸多用于急性病症。

（2）实按灸：将点燃的艾条隔布或隔多层绵纸实按在穴位上，使热力透达深部，火灭热减后重复点火按灸，称为实按灸。常用的实按灸有太乙神针灸以及雷火神针灸。

3. 温针灸　温针灸是一种针刺与艾灸结合的方法，适用于既需要留针而又需施灸的患者。操作时，先将针刺入腧穴得气后，给予适当补泻手法而留针，然后将纯净细软的艾绒捏紧在针尾上，或用一段长约2cm的艾条插在针柄上，点燃施灸。等待艾绒或艾条燃尽，除去灰烬，将针起出。为防火星落下灼伤皮肤，灸时须嘱患者切勿移动体位，并在施灸的下方垫一硬纸片接住掉落的灰烬。

4. 温灸器灸　温灸器是一种专门用于施灸的器具，用温灸器施灸的方法称温灸器灸。临床常用的有温灸盒及温灸筒。施灸时，将艾绒装入温灸器的小筒，点燃后置于应灸部位进行熨灸，灸至该部位皮肤红润为度，可起到温中散寒之效用，一般需灸治者均可采用该方法，对小儿、妇女及畏惧灸治者尤为适宜。

（二）注意事项

1. 施灸的先后顺序　一般按照先灸上部、后灸下部，先灸阳部、后灸阴部的顺序进行施灸，壮数是先少后多，艾炷是先小后大，但如遇到特殊情况，则酌情施灸，切勿过于拘泥。

2. 施灸的补泻方法　猛吹其火，加速灸火燃烧至熄灭为泻法；不吹其火，等待灸火慢慢燃烧至熄灭为补法。

3. 施灸的禁忌　大血管部位（如颈动脉、股动脉）、颜面、五官以及关节活动部位，不宜采用瘢痕灸。烈性传染病、高热、昏迷或身体极度衰竭、极度疲劳、过饥、过饱、酒醉、大汗淋漓、情绪不稳无法配合等情况禁灸。妊娠期患者的腹部和腰骶部也不宜施灸。

4. 灸后的处理　施灸后，如局部皮肤出现微红灼热，属于正常现象，无需处理。如因施灸过量，时间过长，局部出现小水疱，只要注意不擦破，可等其自然吸收；若水疱较大，可用已消毒毫针刺破水疱，放出水液，或注射针抽出水液，再涂以烫伤药并用纱布包裹即可。化脓灸患者在灸疮化脓期间，要注意适当休息，规律作息，保持局部清洁，亦可用敷料保护灸疮，以防污染，待其自然愈合。若处理不当导致灸疮脓液呈黄绿色或有渗血现象者，可用消炎药膏涂敷，或及时就诊。

在施灸时应防止艾火烧伤患者皮肤或衣物。用过的艾条、雷火针等，应装入小口玻璃瓶或筒内，以防复燃。

二、刮痧保健

刮痧是以藏象经络学说为指导思想，通过使用刮痧板等工具在体表一定部位进行反复刮擦，刺激经络和穴位，促进血液循环，缓解疼痛和不适，以达到养生保健目的的中医保健方法，具有调整全身阴阳平衡，活血祛瘀，放松肌肉，缓解疼痛，排除体内毒素从而增强免疫力的作用。此外，刮痧也适用于诊断、美容以及减肥等领域。

（一）操作方法

1. 刮痧板　刮痧板是常用的刮痧工具，目前各种刮痧板、多功能刮痧梳等深受欢迎，以水牛角或玉石制品最为常用，两者均属天然材料，具有光滑耐用、无毒等优点，但要注意这两种材质的刮痧板在刮拭完毕后用肥皂水洗净擦干或酒精擦拭消毒，同时应专人专板使用，以免发生交叉感染。玉石刮痧板因其质地较脆，可用纸袋或塑料袋密封置于阴凉处保存，避免磕碰。若刮痧板边缘出现缺口、裂纹等情况，可用砂纸将其打磨光滑。此外，亦可使用边缘光滑、易于手持、洁净、不易损伤皮肤的日常用具，如硬币、汤勺、瓷片、贝壳等，取材可谓十分方便。

2. 刮痧介质　在进行刮痧治疗时，为减少刮痧阻力，避免对患者皮肤造成损伤，增强刮痧疗效，操作之前必须在刮痧部位使用适当的刮痧介质。常用的刮痧介质有水、植物油、刮痧油等。

（1）水：凉水或温水，治疗热证时热者寒之，用凉水；治疗寒证时寒者热之，用温水。

（2）植物油：芝麻油、香油、菜籽油、橄榄油、花生油等植物油皆可，主要起润滑以及保护皮肤之效。

（3）刮痧油：由芳香类药物与植物油提炼、浓缩制成，具有除湿、行气、开窍之效。

（4）活血润肤剂：有活血润肤脂和刮痧活血剂两种，由天然植物油添加十余种天然中药熬制而成，具有疏经通络、泄热排毒、开泄毛窍、活血化瘀、芳香化湿等作用，起滋润保护皮肤之效。

（5）其他：还可用日常生活中常见的液状石蜡、滑石粉、爽身粉等做刮痧介质，起到润滑之效。

3. 持板方法　用手握住刮痧板，刮痧板的底边横靠在手掌心，大拇指与其余四指呈弯曲状，分别放在刮痧板两侧，刮痧时利用指力和腕力，使刮痧板和皮肤之间夹角约45°为宜。

4. 刮痧手法　刮痧时，一般按先头面后手足、先腰背后胸腹、先上肢后下肢的顺序，逐步操作。刮痧方向一般按由上而下、由内而外单方向刮拭，并尽可能拉长距离，一般6～15cm，若需要刮拭的经脉或部位较长，可分段刮拭，患者更易于承受。刮痧时除向刮拭方向用力外，还需要有一定的按压力。这是因为经脉和穴位在人体有一定的深度，只有足够的刮拭力量才能传导至深层组织，才会有更好的效果。每次刮拭的速度应均匀流畅，力度平稳适中，切忌忽轻忽重、头轻尾重或头重尾轻。在刮痧过程中，以疏通病变经络为主，相关穴位为辅，宁失其穴，勿失其经，始终重视经脉整体调节效果，方能达到最显著的疗效。

在刮拭过程中，一般应在一个部位刮拭完毕后，再刮拭另一部位。若患者刮拭反应比较大，痛感比较明显，则可能为病变较严重的经穴部位，可先刮拭其他经穴部位，让此处稍事休息后再继续治疗。通常每位患者每次选3～5个部位，每个部位刮拭20～30次，皮肤出现潮红、紫红甚至紫黑色等颜色变化，或出现丘疹样斑点、条索状斑块等形态变化称为痧象，以出现痧象并伴有局部热感或轻微疼痛为度，若无痧象则非本法适应证，尽早至医院治疗。

退痧一般为5～7天，其消退时间与出痧部位、痧的颜色和深浅有密切关系。胸背部、上肢、颜色浅的痧及皮肤表面的痧消退快，腹部、下肢、颜色深的痧及皮下深部的痧消退慢。两次刮痧治疗之间至少间隔3～6天，若病情需要缩短刮拭间隔时间，亦不宜在原部位进行刮拭，而应另选其他相关部位进行操作。

（二）注意事项

1. 刮痧的适应证与禁忌证　刮痧法适用于内、外、妇、儿、五官等各科疾病，如感冒、呕吐、便秘、腹泻、眩晕、失眠、头痛、落枕、急性腰扭伤、痛经、急性乳腺炎、小儿疳积、小儿发热、耳鸣、耳聋、鼻渊、牙痛、咽喉肿痛、中暑等。此外，亦可用于保健强身和疾病的日常预防。对于存在严重心脑血管疾病、肝肾功能不全，全身水肿、极度消瘦者，以及血小板减少性疾病、白血病等血凝功能障碍者，禁用本法。乳头、五官、二阴、肚脐、烧伤处、体表肿瘤、皮肤溃烂、新近手术瘢痕部位、骨折未愈合处等部位同样禁止刮痧。下肢静脉曲张患者可由下向上刮，神经衰弱患者最好在白天刮痧。

2. 刮痧后的调护　治疗时，室内要保持空气流通，如天冷时应用本疗法要注意避免患者感受风寒，夏季高温时不可在电扇直吹或有对流风处刮痧。刮痧完毕后应等待皮肤腠理恢复原状，一般约3小时后方可洗浴，忌冷水洗浴。刮痧完毕后应擦干油或水渍，并在痧象处抹少量祛风油，让患者休息片刻。如患者自觉胸中郁闷，心里发热等，可在患者胸前两侧第3、4肋间隙处各刮一道即可平静。刮痧后患者不宜发怒、烦躁或忧思、焦虑，应保持情绪平静，可饮适量热水，不但可以补充消耗水分，还能促进新陈代谢，加速代谢废物的排出，但要注意忌食生冷瓜果和油腻食品。

3. 不可过分追求出痧　一般情况下，出痧多少与患者的体质、病情、平时服用药物多少及室内的温度等诸多因素有关。实证、热证比虚证、寒证容易出痧，室温较低时不易出痧，肥胖之人与肌肉丰满发达者不易出痧。故刮痧操作虽易，但仍需医者掌握分寸，勿因过分追求痧象导致患者疼痛难忍，甚至出现"晕刮"的情况。

三、拔 罐 保 健

拔罐法又称角法或吸筒法，是在皮肤表面放置特制的罐子，通过燃烧、抽吸等方法排出罐内空气，造成罐内负压环境，使罐吸附于体表一定部位或腧穴，产生刺激使局部充血、瘀血，促进血液循环、缓解疼痛来防治疾病，以达到养生保健目的的中医保健方法，具有疏通经络、活血化瘀、消肿止痛、祛风散寒等作用，且操作简单，方便易学。

（一）罐的种类

随着时代的发展，罐的种类越来越多，目前常见玻璃罐、竹罐、陶罐和抽气罐等。

1. 玻璃罐　材质为耐热玻璃，其形如球，肚大口小，有大、中、小三种型号。其质地透明，可以随时观察患者罐内皮肤有无瘀血、出血等情况，操作时也更方便；但是比较脆弱，容易破损。目前在临床使用比较普遍。

2. 竹罐　由细毛竹制成竹筒，一端留节作底，另一端为罐口。取材容易，轻巧价廉，加工简便，不易破损；但是容易燥裂导致漏气，且不方便观察患者皮肤有无瘀血、出血等情况。目前在民间应用较广。

3. 陶罐　由陶土烧制而成，两端较小，中间略向外凸出，状如瓷鼓。其吸力强劲，但是质地较重，不方便操作，容易摔碎。目前在临床已极少使用。

4. 抽气罐　由玻璃或塑料制成，型号较多，有抽气吸筒型、橡皮排气球抽气型、电动抽气型。抽气罐易于掌握，方便携带和使用，可避免烫伤。但是缺乏温热刺激。

5. 代用罐　在日常生活中常见的杯子、小口碗及玻璃罐头瓶等，只要瓶口光滑无破损，密封性好，均可使用。

（二）操作方法

1. 吸拔方法　拔罐的方法有多种，可分为火罐法、水罐法、抽气罐法。

（1）火罐法：利用燃烧时火的热力排出罐内空气，形成负压，将罐吸在皮肤上，是目前在临床上运用最普遍的方法。火罐法分为闪火法、贴棉法、投火法、架火法、滴酒法等。闪火法操作时用镊子夹95%乙醇棉球，确认无乙醇滴落后将棉球点燃，在罐内中段绕一圈迅速抽出，将罐快速扣在应拔的部位上，即可吸附。此法因罐内无火，较为安全，是最常用的拔罐方法，但须注意燃烧中的乙醇棉球不能停留在罐口附近以免将罐口烧热，烫伤患者皮肤。

（2）水吸法：利用沸水排出竹罐内空气，形成负压环境，使罐吸附在皮肤上的方法。选用完好无损的竹罐放入锅内，加水煮至沸腾后用镊子夹出，期间保持罐口朝下，迅速用凉毛巾扣紧罐口，立即扣在应拔部位上，即可吸附。还可根据患者病情在锅中放入适量的祛风活血药物，如川乌、羌活、当归、草乌、红花、独活等，又名药罐法。

（3）抽气罐法：先将抽气罐的瓶底紧扣于应拔的部位，用注射器、抽气筒或橡皮排气球抽出罐内空气，使其产生负压，即可吸附。

2. 应用方法　拔罐时根据不同的病情需要使用不同的方法。常用的拔罐应用法有以下几种。

（1）留罐法：又称坐罐法，将一定数量的罐吸附在体表后，使罐留置于施术部位10～15分钟，然后起罐。此为临床常用的一种方法，大多数常见疾病均可应用，单罐、多罐皆可。

（2）走罐法：又称推罐法，拔罐前先在应拔部位的皮肤或罐口上涂一层凡士林、爽身粉或推拿油等润滑剂，再将罐吸附在体表。医者用手握住罐体，朝着想要推动的方向略微倾斜，慢慢往前推动，在施术部位左、右、上、下来回推拉，反复移动至施术部位皮肤潮红、充血甚或瘀血为止，然后起罐。此法适宜于面积较大、肌肉丰厚的部位，如腰背、臀部、大腿后侧等部位。

（3）闪罐法：将罐吸拔于应拔部位，立刻取下，再快速吸拔、取下，如此多次反复操作，直至皮肤潮红、充血。闪罐时应快速且准确，手法轻巧吸附到位。若发现多次闪罐后罐体或罐口温度升高，应及时换罐，以免烫伤患者皮肤。本法常用于局部皮肤麻木、疼痛或功能减退等疾病，尤其对儿童及畏惧留罐者较为适宜。

（4）刺血拔罐法：又称刺络拔罐法，对应拔部位的皮肤进行消毒，并用三棱针、粗毫针点刺出血或用皮肤针叩打出血后，于该出血部位拔罐并留罐以加强刺血治疗的作用。一般在刺血后留罐5～15分钟。本法多用于治疗丹毒、扭伤、乳痈、坐骨神经痛等。

（5）留针拔罐法：简称针罐，指在毫针留针时，在留针部位进行拔罐的方法。先行毫针刺法，得气后静留针，再以毫针为中心，拔罐并留罐10～15分钟，然后起罐、出针。

3. 起罐方法　起罐时，一般先用一手握住罐体，另一手拇指或食指向下按压罐口边缘的皮肤，使罐口与应拔部位皮肤出现空隙，气体进入罐内，即可安全将罐取下。若为抽气罐则只需打开上方阀门放空气进入罐内即可。若罐体吸附较强时，切不可用力猛拔或旋扭罐体，以免擦伤患者皮肤。

（三）拔罐的注意事项

1. 拔罐的适应证与禁忌证　拔罐的适用范围较广，常用于风湿痹痛、颈肩腰腿痛、关节痛、软组织闪挫扭伤等局部病证，也可用于伤风感冒、头痛、面瘫、咳嗽、消化不良、月经不调、痛经等病证，以及疮疡初起未溃、丹毒等外科病证。对于年老体弱、久病体虚、妇女经期、过饥过饱及饮酒者慎用，急性严重疾病、接触性传染病、出血性疾病（如白血病、血友病等）、急性外伤性骨折、严重水肿等患者禁用，五官部位、前后二阴部位、大血管附近、孕妇的腹部及腰骶部、皮肤肿瘤部位、皮肤糜烂部位禁用，癫痫、精神病患者发作期等无法配合者禁用。

2. 操作规范　拔罐前应向患者说明可能出现的状况，征求患者同意后方可施术。保持室内空气流通，尽量选择向阳、避风、温度适宜的场所拔罐。拔罐时应选择适当体位、肌肉相对丰满的部位，若体位不当会导致罐体发生移动，骨骼凹凸不平或毛发较多者，罐体均容易脱落。拔罐动作要轻、快、稳、准。用于燃烧的棉球不可吸含过量乙醇，以免操作时滴落到患者皮肤上导致烫伤。留罐过程中要注意观察患者情况，如患者感觉施术局部疼痛，要减压放气或立即起罐。若使用针罐，须防止罐体碰撞针柄，刺血拔罐时应注意出血量不宜过多，一般不超过10mL。如需使用电磁拔罐器具，则拔罐前应向患者确认是否戴有心脏起搏器等金属物体。如果出现烫伤或留罐时间过长而起水疱时，应注意消毒，若水疱较大，可用消毒毫针将其挑破放出水后涂甲紫液以防感染。拔罐过程中应随时注意询问患者的感觉，观察患者反应，防止晕罐。

四、按 摩 保 健

按摩保健法是指运用中医传统按摩手法在人体一定部位或穴位上进行按摩或自我按摩的操作，结合调身、调息、调心，使机体达到阴阳平衡，脏腑调和，经络疏通的状态，从而缓解疲劳、预防疾病和延年益寿的养生保健方法。该法安全、舒适、简单有效，无任何副作用，是目前深受人们喜爱的健康"绿色疗法"。

（一）中医对按摩保健作用原理的认识

1.平衡阴阳，调和脏腑 人体在健康的情况下，阴阳处于相对平衡状态，即所谓"阳平阴秘，精神乃治"；若阴阳失衡、脏腑功能失调时，则人体功能减退，出现"阴胜则阳病，阳胜则阴病"等疾病状态。通过适当的按摩手法，刺激一定部位或穴位，能起到平衡阴阳、调节腑脏的作用，如肝阳上亢引起的头痛、眩晕，可以局部点按印堂、神庭、上星、太阳、率谷，推桥弓，按揉阴陵泉、太冲、行间、涌泉穴以滋阴平肝潜阳，使阴阳平衡则头痛眩晕自止；寒邪侵胃引起的胃痛，可掌振中脘，按揉脾俞、胃俞，横擦肾俞、命门、左侧背部（第7-12胸椎），以温胃散寒，解痉止痛。可见按摩不仅能调整阴阳、补虚泻实，而且对脏腑功能的偏盛偏衰亦有调整作用。

2.疏通经络，调和气血 中医学认为，经络是人体内气血运行的系统，内属于脏腑，外络于肢节，沟通内外，贯穿上下，网络全身，将人体的各个组织器官联系成一个统一协调的整体。经络通畅，气血运行无阻，人体各组织得到气血的濡养，以维持正常的人体生命活动，才能保持健康状态；一旦经络不通，气血运行受阻，气血失调，不能发挥正常生理功能，就会产生各种疾病。按摩手法作用于体表的经络及穴位上，首先引起局部经络反应，进而激发和调节局部经络的气血运行，再通过经络影响到所连属的脏腑、肢节、各组织器官的生理活动，使人体恢复正常的生理功能。如风寒湿邪侵袭机体时，邪气客阻经络，干扰了经络的正常活动，人体就会出现病理状态，发生肌肉疼痛、肢体酸胀麻木、关节屈伸不利，则经络"不通则痛"，通过按摩相应的肢体肌肉可使风寒湿邪外透，经络疏通而疼痛消失，则经络"通则不痛"。

3.增强体质，防病保健 中医认为"正气存内，邪不可干，邪之所凑，其气必虚"，若人体脏腑功能正常，正气充沛，气血充盈通畅，邪气就难以侵入；相反，如果正气相对不足，邪气就会乘虚而入，人体就会发生疾病；疾病出现以后，正邪相争，若正气充足，正能胜邪，则邪气退而疾病愈，正虚不能胜邪，则邪气进入体内而发生恶化。选择合理的穴位和恰当的按摩手法可以增强脏腑功能，使气血调和而提高人体抗病邪能力。《黄帝内经》载："按摩勿释，着针勿斥，移气于不足，神气乃得复。"说明了恰当的按摩手法可补虚泄实、平复精神；若能在相应局部或穴位辨证运用按摩手法刺激，可起到扶正祛邪、防病、养生保健的作用。如体虚经常反复感冒者，按摩气海、关元，按揉足三里、三阴交、膏肓俞、脾俞、肾俞穴，坚持一定疗程，面色不华转为红润，食欲增加，体重增加，抗病能力明显提高，体质增强了，反复感冒的现象也就好转了。

（二）现代医学对按摩保健作用原理的认识

现代医学研究证明，按摩手法能够对人体的神经、循环、消化、呼吸、运动、免疫、内分泌等系统产生正效应，从而可以预防或治疗不同系统的疾病。

1.对神经系统的作用 各种按摩手法力度、频率等不同，对神经产生强弱不同的作用，以调节中枢神经兴奋和抑制过程。研究表明，轻柔缓和的按摩手法有兴奋周围神经作用，而抑制中枢神经，使人产生轻松舒适的感觉，具有镇静、安神、止痛作用；相反，重着强烈的刺激按摩手法可使中枢神经产生兴奋，能振奋精神，解除疲劳。

2.对循环系统的作用 按摩可以扩张血管，增强血液及淋巴循环，改善心肌供氧，强化心脏功能，从而对人体的体温、脉搏、血压等产生影响，以降低血液黏稠度，改善微循环，可用于治疗冠心病、高血压病、动脉硬化等疾病。

3. 对运动系统的作用 改善肌肉的营养代谢，促进组织修复，促进炎性物质分解、稀释等。

4. 对免疫系统的作用 按摩可不同程度提高白细胞的吞噬能力，调节机体免疫功能。

（三）人体各部位常用养生保健按摩法

1. 头面部及颈项部

（1）双掌摩面：医者用双手掌相对用力搓擦至掌心发热，在受术者两侧面颊部中央揉摩 3～5 分钟，以面部红润微热为佳。

（2）梳发：术者双手十指微屈，自然分开，以指腹接触头皮，双手掌交替由受术者前发际向后梳理 20～30 次。

（3）拿揉五经：术者五指分开，指腹着力，分别对应受术者头部督脉、两侧足太阳膀胱经、两侧足少阳胆经，由前发际拿揉至后发际，双手交替进行 20～30 次。

（4）按揉头部穴位：神庭、上星、百会、四神聪、翳风、风池等穴，每穴 1 分钟。

（5）直推前额、分推前额：各 30～50 次。

（6）刮眼眶：20～30 次。

（7）揉双目：受术者双眼闭合，医者双手指并拢伸直，以食、中、无名指指腹轻揉双眼 1～2 分钟。

（8）按揉面部穴位：攒竹、鱼腰、丝竹空、迎香、人中、地仓、下关等穴，每穴 1 分钟。

（9）推鼻梁、按揉鼻根部：用两手中指或一手示指、中指指腹沿两侧鼻根推至两侧鼻翼旁，推鼻梁 20～30 次；按揉鼻根部 1 分钟。

（10）分抹口唇上下缘：各 20～30 次。

（11）耳部：按揉双侧，听宫穴 1 分钟，揉捏耳廓部，以耳廓发热微红为度；牵拉双耳 5～20 次。

（12）鸣天鼓：受术者仰卧位，医者以双手掌心掩住其两耳，双手食、中二指伸直，以指腹弹法弹击受术者后枕部数次，这时受术者两耳有"咚咚"响声，称鸣天鼓。

（13）颈部两侧肌肉：推 20～30 次，揉捏 2～3 分钟。

（14）拔伸颈项部：一手掌心托住受术者下颏部，另一手以张开的虎口托住其枕部，将头部平稳向上提伸 1 分钟。

（15）拿肩井：3 分钟。

2. 胸腹部

（1）按揉胸部穴位：膻中、期门、章门、日月，每穴 1 分钟。

（2）直推胸部、分推胸部：各 10～20 次。

（3）搓摩胁肋部：1 分钟。

（4）擦胸部：以微微发热为宜。

（5）按揉腹部穴位：中脘、气海、关元、天枢、梁门、归来等穴，每穴 1 分钟。

（6）摩腹部：顺时针及逆时针各 3 分钟。

（7）直推腹部、分推腹部：各 10～20 次。

3. 腰背部

（1）腰背部：㨰、按揉、分推、搓摩各 3～5 分钟。

（2）按揉背腰部穴位：天宗、脾俞、胃俞、肾俞、命门。

（3）侧击腰背部：10～20 遍。

（4）肘按揉环跳穴：以局部酸麻或向下放射为度。

（5）擦肾俞、命门、背部膀胱经：以发热为宜。

4. 上肢部

（1）揉捏上肢 1～2 分钟。

（2）拿揉肩部 20～30 次。

（3）按揉肩部穴位：肩髃、肩髎、肩贞等穴，每穴 1 分钟。

（4）摇肩关节 10～20 次。

（5）搓肩关节 2～3 分钟。

（6）抖肩关节 5～10 次。

（7）击打肩关节 3～5 次。

（8）揉捏前臂 2～3 遍。

（9）按揉曲池穴 1 分钟。

（10）屈伸肘关节 5～10 次。

（11）按揉腕关节 5～10 遍。

（12）摇腕关节 10～20 次。

（13）按揉合谷穴 1 分钟。

（14）捻指、拔伸手指。

5. 下肢部

（1）擦后侧下肢、拿捏下肢各 3～5 分钟。

（2）按揉下肢部穴位：委中、承山、悬钟、阳陵泉、血海、足三里、三阴交、昆仑等穴，每穴 1 分钟。

（3）直推下肢 5～10 遍。

（4）按揉、击打、搓揉大腿前侧各 3～5 分钟。

（5）摇踝关节 5～10 遍。

（6）牵拉足趾。

（7）按揉涌泉穴 1 分钟。

（8）抖下肢 10～20 次。

五、穴 位 保 健

穴位保健是以中医经络理论为基础，通过刺激身体特定穴位，利用按摩、针灸等手段，达到调和气血、疏经通络的效果。《黄帝内经》中有言："气穴所发，各有处名。"经络是运行气血、联系脏腑和体表及全身各部的通道，而穴位是脏腑经络气血输注于躯体外部的特殊部位，是疾病或亚健康状态的反应点，也是针灸、按摩等治法的刺激点。穴位保健即是按照中医经络和穴位的功效主治，采取按摩、针灸、导引等方式，达到疏通经络、调和阴阳状态的养生方法。

穴位，也称腧穴。腧，即输，运输的意思；穴，即空隙，凹陷的意思。穴位是脏腑经络气血转输出入的特殊部位，其作用与脏腑、经络有着密不可分的关系，经络像人体内的通道，穴位可以理解为经络上的关键点、枢纽点，像在交通道路上的十字路口、三岔路口。其作用体现在诊断和治疗两方面。

1. 诊断　穴位有反映病症、协助诊断的作用。《灵枢·九针十二原》曰："五脏之有疾，应出十二原，而原各有所出，明识其原，睹其应，而知五脏之害矣。"其中"睹其应，而知五脏之害"就是通过观察穴位中十二原穴的反应来诊察五脏的问题，穴位在病理状态下可以反映病态，如胃肠消化道疾病患者其足三里、上巨虚、下巨虚等穴常出现压痛、皮肤隆起，有时可在第 5-8 胸椎附近触及条索状、皮下结节；肺结节患者，常在太渊、孔最、肺俞、中府等穴出现压痛、皮肤隆起、条索状、皮下结节。因此，临床上常用指压俞穴、募穴、郄穴、原穴的方法，探查其人体穴位的阳性物、敏感点以协助临床诊断。近年来，研究人员已经在应用声、光、电、磁、红外热像等物理方法对穴位进行探查，如傅尔电针、经穴低电阻探测仪、皮肤电阻检测仪、红外线热像仪等，这些仪器对穴位的探查显示，穴位可以在一定程度上反映经络、脏腑、各组织器官的病变。

2. 治疗　《千金翼方》指出："凡孔穴者，是经络所行往来处，引气远入抽病也。"这表明通过针刺、艾灸、按摩等对穴位的刺激以通经脉，调气血，使阴阳归于平衡，脏腑趋于和调，从而达到扶正祛邪的目的，所以穴位不仅是气血输注的部位、是疾病的反应点，而且是针灸、按摩等防治疾病的刺激点。穴位的治疗作用有以下特点。

（1）近治作用：这是经穴、奇穴和阿是穴共有的主治特点，即穴位都能治疗其本身所处局部及邻近部位的病症，即"腧穴所在，主治所在"。如眼周的睛明、承泣、四白、鱼腰、丝竹空，均能治眼部疾病；胃脘部的上脘、中脘、下脘、天枢、大横，均能治疗胃部疾病。

（2）远治作用：是经穴，尤其是十二经脉在四肢关节以下穴位的主治特点。该类穴位除了可以治疗局部病症外，还能治疗本经循行所能到达远处部位的病症，即"经络所过，主治所及"。如合谷穴，不仅能治疗上肢不遂，还能治疗头痛、牙痛头面部病症；足三里穴不仅治疗小腿疼痛病症，也能治疗胃痛、腹泻等病症。

（3）特殊作用：除了近治和远治作用外，有些穴位还具有双向良性调节、整体调整和特定的治疗作用。

双向良性调节：在不同的病理状态下对某一穴位采用不同的刺激能起到完全相反的双向良性调节作用。如心率过快针刺内关穴能减慢心率，心率过慢针刺内关穴能增快心率。

整体调整：某些穴位能够整体调节全身性的病症，如风池、曲池、大椎可解表发热；足三里、关元、膏肓俞，可以增强人体免疫力，常作为艾灸保健养生的重点穴位。

特定作用：此类穴位具有相对的特异性，如至阴穴矫正胎位、失眠穴治疗失眠、定喘穴可以缓解哮喘、四缝穴可以治疗小儿疳积等。

3. 常用保健穴位

（1）头面部

百会穴：按摩可缓解头痛、眩晕、失眠、健忘，艾灸还可以治疗子宫脱垂、脱肛、长期腹泻，具有很好地升提作用。

太阳穴：按摩可缓解头痛、偏头痛、眼睛疲劳。

印堂穴：按摩可缓解头痛、头晕、失眠。

迎香穴：按摩可缓解鼻塞、流鼻涕。

四白穴：按摩可缓解眼睛疲劳、近视。

大椎：按摩可缓解颈部疲劳、头痛、眩晕等；艾灸大椎穴可以预防感冒、增强免疫力。

（2）躯干部

膻中穴：按摩可缓解胸闷、气短、胸痛、咳嗽痰多。

中脘穴：按摩可缓解胃痛、腹胀、消化不良。

天枢穴：艾灸、按摩可调整胃肠功能，治疗便秘、腹泻、腹痛。

神阙穴：按摩对于慢性腹泻、腹痛及虚脱等有很好的保健作用。

气海穴：该穴除有养生保健作用外，广泛应用于内、外、妇、儿科及术后调理，如治疗妇科疾病之月经不调、白带异常、产后恶露不止、子宫脱垂，男科、消化系统及泌尿系统疾病等；对于阳气不足，生气乏源所导致的虚寒疾病，具有温养益气、扶正固本、培元补虚之功效；经常按摩还可促使肠胃蠕动，气息顺畅，强化肝脏及消化道功能。

关元穴：关元穴被称为人体第一生殖保健大穴，经常按摩刺激可起到培肾固本的功效，具有很好的益气补虚作用，可强身健体，延年益寿。对于男性遗精、阳痿、不育等生殖系统疾病，以及女性虚胖水肿、月经不调、白带过多、痛经、不孕症等妇科病症具有极好的调理和治疗作用；同时对于肠胃疾病、脂肪肝等也具有极为显著的治疗效果。

命门穴：按摩可缓解腰背疼痛、肾虚。

腰阳关穴：按摩可治疗腰背疼痛、腰骶疼痛、肾虚症状。

（3）四肢部

神门穴：按摩可以改善睡眠。

合谷穴：按摩可以保持大便通畅，美容养颜；合谷穴也被称为人体自带"止痛片"，可缓解头痛、牙痛、咽喉肿痛等症状。

内关穴："心脏病第一要穴"，有宁心安神，理气和胃，疏经活络等作用。常按摩能够使心包经气血畅通，预防和辅助治疗心血管疾病。对肺脏疾病、胃肠道疾病也有很好疗效。

阳陵泉穴：身体"舒筋活络"的开关，按摩阳陵泉穴可放松肌肉紧张、缓解挛缩疼痛。

足三里穴：为养生保健第一要穴，有"长寿穴"美称，按摩足三里具有扶正培元、健脾和胃等功效，可提高机体功能，增强免疫力。

丰隆穴：按摩具有很好的化痰作用。

三阴交穴：经常按摩可调理肝、脾、肾三阴经之穴气，使先天之精旺盛，后天之精充足，从而达到健康长寿。也是"妇科要穴"，可缓解月经不调、痛经等症状。

太冲穴：按摩可疏肝解郁，缓解因生气引起的胸闷、胁痛、紧张等，还有降压作用。

涌泉穴：按摩可以排出体内的湿毒浊气，疏通足少阴肾经之经气。肾气旺盛，人体精力充沛，则齿固发黑，耳聪目明，延缓衰老。

第三节　经络养生实训

案例

患者，男，44岁，公务员。

主诉：患者出生时为早产，先天不足，从小体弱多病，长期失眠，尝试过各种西医治疗手段不见好转，近3年来开始出现焦虑、情绪低落，精神不振，目前长期服用抗抑郁药和镇静安眠药物。

现病史：全身乏力、容易疲劳，休息后无明显缓解，容易出汗，形寒畏风，四肢厥冷，性欲冷淡，纳食不香，消化能力差，大便不成形，厌食油腻、鱼肉，时悲伤欲哭，生活缺乏自信，失眠多梦。舌质淡胖、苔白，脉沉细无力。实验室检查未见异常。中医诊断：虚劳（脾肾阳虚证）。西医诊断：亚健康状态。

实训目的：

1. 通过案例分析，理解实际工作中中医养生保健技能经络养生的重要性。

2. 掌握经络养生的方案和灸法、刮痧、拔罐、按摩、穴位保健的方法和技巧。

3. 对于常见案例能制定适宜的经络养生保健指导方案。

一、案　例　解　析

基于症状、舌脉表现，患者被诊断脾肾阳虚证：因先天不足、久病伤肾，导致肾阳虚弱，温煦功能下降，出现形寒畏风，四肢厥冷，性欲冷淡；后因长期失眠、焦虑抑郁状态，久病伤脾，导致脾阳受损，运化功能减弱出现食欲缺乏，腹胀便溏，四肢不温，畏寒喜暖，神疲乏力；而脾阳久虚可累及肾阳，肾阳不足也会影响脾阳，形成脾肾阳虚。这些症状是运化失司、阳气不足、机体失去温煦的表现。

二、制　定　方　案

针对脾肾阳虚证的经络养生方案，主要通过调理脾经、肾经及相关穴位，结合艾灸、拔罐、刮痧、按摩、导引等方法，温补脾肾阳气，改善虚寒症状。以下是具体的经络养生方案。

1.经络选择

（1）足太阴脾经：脾主运化，脾阳虚则运化失司，通过调理脾经以增强脾胃功能。

（2）足少阴肾经：肾主温煦，肾阳虚则全身虚寒，通过调理肾经以温补肾阳。

（3）任脉：任脉为"阴脉之海"，与脾肾阳气密切相关，特别适用于温煦下焦虚寒。

（4）督脉：督脉为"阳脉之海"，可振奋一身之阳气。

2.养生方法

（1）艾灸疗法：艾灸是温补脾肾阳气的最佳方法之一。

选择穴位：关元、命门、中脘、足三里、三阴交、太溪。

操作方法：每个穴位艾灸10～15分钟，以局部温热为宜。每周3～4次，连续4周为一个疗程。

（2）拔罐疗法：拔罐可以温通经络、散寒除湿、温阳益气、扶正固本，拔罐法的机械刺激作用和温热作用，还可促进血液循环和新陈代谢，调节神经系统功能，对案例中患者的焦虑抑郁状态也有很大的改善作用。本案例适合留罐法。

选择部位和穴位：背部督脉、膀胱经，腹部任脉，下肢部胃经、脾经。肾俞、脾俞、命门、关元、气海、中脘、足三里、三阴交。

操作方法：每次拔罐10～15分钟，每周2～3次，连续4周为一个疗程。

（3）刮痧疗法：刮痧可以疏通经络、温阳散寒，对于亚健康状态的患者，经常刮痧也起到增强机体免疫力的作用。本案例适合面刮法。

选择部位　督脉：命门、腰阳关。膀胱经：脾俞、肾俞。任脉：关元、气海、中脘。脾经：三阴交、阴陵泉。肾经：太溪、涌泉。

操作方法：每个部位刮拭5～10分钟，每周1～2次，连续4周为一个疗程。

（4）穴位按摩：通过按摩相关穴位，疏通经络，温补脾肾。

选择穴位：肾俞、命门、腰阳关、关元、气海、中脘、足三里、三阴交、太溪、涌泉。

操作方法：每天早晚各1次，力度适中，以局部酸胀为度。

（5）功法导引：通过导引功法，调动气血，温补脾肾。

功法选择：八段锦，重点练习"两手攀足固肾腰"和"调理脾胃须单举"，可强健脾肾；站桩，采用自然站桩，意守丹田，温补下焦阳气；太极拳，通过缓慢柔和的运动，调和气血，增强脾肾功能。

操作方法：每天清晨，于阳气生发之时练习20～30分钟，持之以恒。

三、实 训 操 作

1.艾灸实训

（1）穴位：关元、命门、中脘、足三里、三阴交、太溪。

（2）操作方法：将点燃的艾条悬于穴位上方2～3cm处，以患者感到温热而不烫为宜。每次选择2～3个穴位施灸，每个穴位艾灸10～15分钟。

2.拔罐实训

（1）工具准备：不同型号玻璃罐若干，持物钳，酒精棉球，打火机。

（2）部位和穴位：背部督脉、膀胱经，重点穴位是肾俞、脾俞、命门；腹部任脉，重点穴位是关元、气海、中脘；下肢部胃经、脾经，重点穴位是足三里、三阴交。

（3）操作方法：①选择上述穴位或部位，清洁皮肤，用闪火法将罐吸附在皮肤上，留罐10～15分钟。

②起罐时用手指按压罐口边缘，使空气进入，缓慢取下罐具。

③拔罐后用毛巾擦拭、清洁皮肤。

3. 刮痧实训

（1）工具准备：刮痧板、刮痧油（或凡士林）。

（2）选择部位：督脉，命门、腰阳关；膀胱经，脾俞、肾俞；任脉，关元、气海、中脘；脾经，三阴交、阴陵泉；肾经，太溪、涌泉。

（3）操作方法：①清洁皮肤，涂抹适量刮痧油。②用手握住刮痧板，刮痧板的底边横握在手掌心部位，拇指与另外四个手指自然弯曲，分别放在刮痧板的两侧。刮板和刮痧方向一般呈45°或90°。③按照经络走向，从上到下、从内到外刮拭，力度适中，以皮肤微红为度。④每个部位一般刮拭20～30次，局部刮痧一般5～10分钟，重点穴位可适当延长；刮拭长度为6～15cm。⑤刮痧后用毛巾擦拭皮肤，避免受风寒。

4. 穴位按摩保健实训

（1）肾俞：位于腰部，第2腰椎棘突下，旁开1.5寸。用手掌贴于肾俞推搓，每次5分钟。

（2）命门：位于腰部，后正中线上，第2腰椎棘突下凹陷处。用手掌贴于命门推搓，每次5分钟。

（3）腰阳关：位于腰部，后正中线上，第4腰椎棘突下凹陷处。用手掌贴于腰阳关推搓，每次5分钟。

（4）关元：位于下腹部，前正中线上，脐中下3寸。用手掌顺时针摩揉，每次5分钟。

（5）气海：位于下腹部，前正中线上，脐中下1.5寸。用手掌顺时针摩揉，每次5分钟。

（6）中脘：位于上腹部，前正中线上，脐中上4寸处。用手掌顺时针摩揉，每次5分钟。

（7）足三里：位于小腿外侧，犊鼻下3寸，胫骨前嵴外1横指处。用拇指按揉，每次3～5分钟。

（8）三阴交：位于小腿内侧，足内踝尖上3寸，胫骨内侧缘后方。用拇指按揉，每次3～5分钟。

（9）太溪：位于足踝内侧，内踝与跟腱之间的凹陷。用拇指按揉，每次3～5分钟。

（10）涌泉：位于足底部，蜷足时足前部凹陷处，约当足底第2、3趾趾缝纹头端与足跟连线的前1/3与后2/3交点。用拇指按揉或推搓，每次3～5分钟。

医者仁心

以经络悟人生

经络系统中，经脉为干，贯通内外；络脉为支，遍布全身，二者紧密相连，运行气血，维持人体的正常运转。这如同社会中的个体与集体，每个人都是"络脉"，虽渺小却不可或缺，共同构成"经脉"般的集体。我们应明白个人与集体相互依存，个人在各自岗位发光发热，紧密协作，就能像经络传递气血一样，让社会充满活力，实现个体与社会的共同进步。

❓ 思 考 题

1. 患者，女，45岁，长期失眠，入睡难、多梦，每晚睡眠不足4小时，试过多种方法都无效，精神萎靡、头痛焦虑。经中医检查，患者心经、肝经不通。按专家建议：每天按摩心经的神门穴、少海穴，肝经的太冲穴、行间穴，按至穴位有酸麻胀感；每周艾灸神阙穴、关元穴，温通经络。患者坚持按摩穴位、艾灸，一个月后睡眠改善。请您结合上述案例，思考经络的循行特点及作用。

2. 患者，女，75岁。患者15年来自觉背部寒凉、全身发冷，即使在夏天依旧需要穿戴毛线帽、围巾，盖厚被子才感觉舒服，且常自汗不止，在吃饭或稍微进行活动后则面、颈部汗出如珠。平素起夜频繁、大便多稀溏。舌苔薄白，脉象沉迟。请问该患者可适用的中医外治法有哪些？

3. 根据本次所学的实训内容，制定一个体虚感冒患者的经络养生方案。

本章数字资源

第六章　推拿养生保健

推拿，是中医"砭、针、灸、药、导引"五术之一，以手法为媒介，融力、气、神于一体，是"治未病"与"既病防变"的重要实践。《黄帝内经》载："经络不通，病生于不仁，治之以按摩。"揭示了推拿通过调畅气血、疏经通络，实现养生保健的核心机理。

第一节　概　　论

推拿疗法历史悠久，古称"推拿""按蹻""乔摩""案杌"等，明清以来，逐渐被泛称为推拿，属于中医外治法。推拿养生保健是指在中医理论指导下，通过合理应用推拿手法作用于人体体表特定部位、腧穴等处以疏通经络，调节气血，平衡阴阳，进而增强体质，达到治疗与保健的目的。它强调整体调节和辨证施治，筋骨并治，通过理筋整复使"骨正筋柔，血气以流"，最终达到"形正神安，心平气和"的身心和谐统一健康状态。

一、作 用 原 理

推拿是一种传统的中医外治法，通过手法作用于人体而调节机体生理功能和病理状态，达到治疗和保健的目的。

1. 疏经通络，行气活血　通过推拿手法持续作用于体表皮部、经筋、腧穴、经络，可以激发和推动气血循行，消除瘀滞，恢复经络通畅，改善局部血液和淋巴循环，促进代谢产物排出，促进组织修复并缓解软组织损伤所致的疼痛与疲劳，调节气血失衡所致的五脏六腑功能异常。

2. 理筋整复，滑利关节　通过推拿放松紧张的肌肉和筋膜，松解局部被卡压的细小神经分支、小血管、淋巴管等，配合适当的牵拉、复位等手法整复"筋出槽，骨错缝"等机体的结构失常，改善关节活动度，调节神经兴奋性，缓解疼痛、麻木或局部冷热失常等症状，促进劳损的病灶修复，达到"通则不痛"，恢复"骨正筋柔，血气以流"的健康状态。

3. 调整脏腑，平衡阴阳　经络系统内联脏腑，外络肢节，沟通表里上下。通过特定手法补虚泻实，调节脏腑功能，平衡阴阳。可以放松身心，缓解焦虑紧张情绪，调整消化、呼吸、循环、生殖泌尿等内脏功能，改善睡眠，有助于健康长寿。

总之，推拿通过多种机制减轻身心压力，调节神经系统和内分泌系统，增强机体抗病能力，具有广泛的治疗和养生保健效果，适用于多种疾病的康复治疗和亚健康人群的养生保健。

二、治疗原则

1. 整体调节，辨证施治　推拿养生操作须从机体整体水平进行调整。局部持续性的疼痛、功能障碍可能是全身结构失衡在局部的表现，要在动态中评估患者的体态、步态以及机体整体结构的协调平衡情况。如外伤、错误姿势等导致的圆肩驼背、高低肩、长短腿等结构失衡应首先从整体上进行调节，否则颈肩等身体局部的痛点将久治不愈。在施行推拿养生保健时，既要推拿松解局部筋结，也要从全身调整不良体态、步态、姿势等，以恢复整体功能协调平衡。

2. 三因制宜，合理施术　根据不同患者个体差异、环境季节变化和疾病特点完成个体化推拿治疗，确保推拿治疗的安全性和有效性。治疗的刺激量要根据患者诉求和健康状况综合考虑，确定合适的操作手法、力度和治疗时间。如儿童手法应轻快柔和为好，老年人大多骨质疏松故手法宜均匀柔和，以确保安全。成年人可根据体质与健康状况调节推拿手法刺激量，保证疗效。女性患者治疗中要考虑隐私保护等。推拿保健手法要求做到"持久、有力、均匀、柔和、深透"的技术要求；对于具有整复作用的手法，要求做到"稳、准、巧、快"，确保安全。小儿推拿保健手法特别需要"轻快柔和，平稳着实，补泻有度"，避免过度刺激。疾病推拿的治疗中，患者对疗效较为关注，手法应有合理刺激量。而保健推拿人群注重舒适，推拿过程中不能有太多疼痛感。治疗室环境要考虑通风保暖，并有安全设施与应急预案等。

3. 循序渐进，综合治疗　推拿养生应循序渐进，不可急于求成。治疗过程中手法操作要根据患者反应由轻到重，由浅入深，逐渐用力，避免二次伤害。推拿治疗后症状改善不明显者，需要进一步明确诊断，同时综合应用中药、针灸、拔罐等其他治疗方法以提高疗效。病情复杂危重的应积极转送综合医院明确诊断，综合救治。

4. 导引与康复并重　传统导引与现代运动康复各有特色，导引作为传统健身功法通过特定动作（调形）、呼吸（调息）和意念（调心）"导气以和，引体以柔"，达到内壮外强的健身目的。运动康复训练以现代功能解剖为基础，通过针对性功能训练以改善肢体功能，促进健康和功能恢复。合理进行功能锻炼，并保持良好生活习惯可以有效提高推拿养生的保健效果。

考点与重点　推拿养生保健的治疗原则

三、推拿适应证

推拿作为传统的中医外治法，操作简便、疗效显著，不仅用于疾病的治疗，还广泛用于预防和保健，其适应证广泛。

1. 骨伤科疾病　颈椎病、腰椎间盘突出症、肩周炎、关节炎、软组织损伤等。

2. 内科疾病　胃痛、消化不良、便秘、感冒、咳嗽、哮喘、高血压、心悸、中风后遗症等。

3. 妇科疾病　月经不调、痛经、闭经、盆腔炎、产后恢复等。

4. 儿科疾病　小儿厌食、腹泻、发热、咳嗽、咳嗽、夜啼、遗尿、小儿肌性斜颈等。

5. 神经系统疾病　偏头痛、紧张性头痛、面瘫、失眠、眩晕、焦虑、抑郁等。

6. 其他疾病　鼻炎、近视、眼干燥症、黄褐斑、痤疮、疲劳综合征、免疫力低下等。

四、推拿禁忌证

推拿疗法适应证广泛，但在某些情况下可能会加重病情或发生意外。出现下列情况应慎重或禁止推拿操作，避免异常情况和意外的发生。

1. 感染性疾病　如脓肿、蜂窝织炎等皮肤感染，骨髓炎、化脓性关节炎等骨关节感染。

2. 急性损伤　如急性软组织损伤、骨折或脱位等。

3. 出血性疾病　如血小板减少症、血友病、过敏性紫癜、白血病等。

4. 患有严重疾病　如心绞痛、心肌梗死、严重高血压、严重糖尿病、严重肝肾功能不全、肿瘤等。

5. 传染性疾病急性期　如肝炎、肺结核、脑膜炎等。

6. 神经系统疾病　如脊髓损伤、脑卒中急性期等。

7. 体质虚弱者　如年老久病、过度疲劳或饥饿等。

8. 妇女特殊时期　如妊娠期、月经期，腹部和腰骶部等部位不宜推拿。

五、注 意 事 项

1. 操作环境舒适，保持适宜的温度和湿度，注意环境和个人卫生。

2. 明确诊断，掌握推拿适应证、禁忌证。

3. 做好和患者的沟通解释工作，包括推拿的目的、体位选择、操作过程和术后反应等。

4. 根据相应的手法，选择合适的介质或直接接触皮肤或覆盖治疗巾操作。

5. 熟悉推拿操作要点，掌握正确的操作手法与注意事项。应根据评估结果选择合适的推拿治疗方案，用力循序渐进，不可暴力操作。

6. 操作中密切关注受术者反应，如有不适，应立即调整或停止推拿，注重人文关怀。

7. 避免在骨突、伤口、炎症等部位施力，控制推拿时间，避免疲劳。

8. 操作后嘱受术者适当休息，补充水分，避免受凉并观察其反应。

操作者应始终保持敬业、细心、耐心，为患者提供优质的推拿养生保健服务。

六、推拿前准备

认真完善的推拿前准备工作有助于提高操作的安全性和效果，并可提升患者的舒适感和满意度。以下是推拿前期的准备步骤。

1. 环境准备　选择安静、通风良好的环境，避免噪声和干扰。室温适中，避免患者受寒或过热汗出。

2. 推拿用物准备　准备好推拿床、枕头、毛巾、毯子等物品及推拿介质、消毒用品等。准备好急救药品和设备，以备不时之需。

3. 操作者准备　术者着装整洁，清洁双手，修剪指甲，保持手部温暖，熟悉推拿治疗技术要求，了解患者的健康状况及诉求，向患者说明推拿后可能出现的正常反应（如局部酸胀、轻微疼痛等），以及可能在操作过程中触碰的患者隐私部位，避免误解引发纠纷。

4. 患者准备　提前排空大小便，放松身心，避免紧张。选择舒适的体位（如仰卧、俯卧、侧卧或坐位），根据需要暴露治疗部位。

5. 制定应急预案　操作中患者如果出现不适（如头晕、恶心等），应立即停止操作，采取相应措施救治，必要时转上级医院进一步救治。

推拿养生保健的学习中，应领会"大医精诚"与"大国工匠精神"精神，做到"智圆行方、心小胆大"，认真学习医学理论知识，了解相关疾病的发病规律，掌握推拿手法的操作要点，持续刻苦练习推拿手法、功法，加强临床实习与实践，时刻警惕个体差异与推拿意外，确保治疗效果和患者安全兼顾。

第二节　推拿养生常用手法

一、揉　　法

用手指面、掌面等部位着力，吸定于受术部位并带动其皮下组织一起做环旋转动的手法，称为揉法。包括掌揉法、指揉法、前臂揉法、肘揉法等。揉法轻柔缓和，刺激量小，适用于全身各部。

（一）操作方法

1. 掌揉法

（1）大鱼际揉法：沉肩垂肘，腕关节微屈或水平状，以大鱼际着力于受术部位，手指自然微屈，以肘关节为支点，前臂做主动连续的摆动，通过大鱼际带动受术部位的皮下组织做环旋转动。多用于头面部、胸腹部和四肢关节等部位。

（2）小鱼际揉法：沉肩垂肘，腕关节微屈或水平状，以小鱼际着力于受术部位，手指自然微屈，以肘关节为支点，前臂做主动连续的摆动，带动小鱼际做环旋转动，并带动受术部位的皮下组织。多用于颈项部、肩背部。

（3）掌根揉法：肘部微屈，腕关节略背伸，手指自然弯曲，以掌跟着力于受术部位，稍用力下压，以肘关节为支点，前臂做主动运动，带动腕、掌做轻柔和缓的环旋揉动，并带动受术部位的皮下组织。多用于腰背部、臀部、四肢部。

（4）全掌揉法：肘部微屈，腕关节略背伸，手指自然弯曲，以掌面着力于受术部位，亦可双掌重叠，稍用力下压，以肘关节为支点，前臂做主动运动，带动腕、掌做轻柔和缓的环旋揉动，并带动受术部位的皮下组织。多用于腰背部、臀部。

2. 指揉法

（1）单指揉法

1）拇指揉法：沉肩垂肘，腕关节微屈或伸直，以拇指螺纹面着力于受术部位，余四指置于合适位置以支撑助力，拇指及前臂主动运动，带动受术部位皮下组织做轻柔的环旋运动。多用于施术面积较小的部位，如穴位、压痛点等。

2）中指揉法：沉肩垂肘，腕关节自然放松，以中指螺纹面着力于受术部位，以肘关节为支点，前臂做主动运动，通过中指带动受术部位的皮下组织做轻柔的环旋转动。多用于施术面积较小的部位，如穴位、压痛点等。

（2）双指揉法　食指、中指并拢，亦可呈剑指，双指螺纹面着力于受术部位，以肘关节为支点，前臂做主动运动，通过食指、中指带动受术部位的皮下组织做轻柔的环旋转动。多用于小儿推拿。

（3）三指揉法：食指、中指、无名指并拢，三指螺纹面着力于受术部位，以肘关节为支点，前臂做主动运动，通过食指、中指、无名指带动受术部位的皮下组织做轻柔的环旋转动。多用于腹部等部位及小儿推拿。

3. 前臂揉法

以前臂尺侧上 1/3 部位着力于受术部位，以肩关节为支点，连同上臂带动前臂做环旋揉动，并带动受术部位的皮下组织。多用于腰背部。

4. 肘揉法

以尺骨鹰嘴突起处着力于受术部位，以肩关节为支点，连同上臂带动肘部及前臂做环旋揉动，并带动受术部位的皮下组织。多用于下肢部、臀部等。

（二）动作要领

着力点应吸定于受术部位，并带动皮下组织做回旋转动，不可在体表有摩擦运动。动作协调、连贯、有节律，频率每分钟 120 ～ 140 次。

二、摩　　法

用手指面或掌面在体表做环形摩动的手法，称为摩法。主要包括指摩法和掌摩法两种。摩法轻柔缓和，刺激量小，适用于全身各部。

（一）操作方法

1. 指摩法

沉肩垂肘，腕关节放松微屈，以单指或多指并拢后的指面作用于受术部位，以肘关节为支点，前臂主动运动，带动手指在体表做环形摩动。多用于胸腹部及头面部。

2. 掌摩法 沉肩垂肘，腕关节放松，手指自然伸直，以手掌面作用于受术部位，以肘关节为支点，前臂主动运动，带动手掌在体表做环形摩动。多用于腹部、腰背部及头面部。

（二）动作要领

动作应缓和协调，速度不宜过快，指摩法频率为每分钟 120 次左右，掌摩法频率为每分钟 100 次左右。操作时保持自然着力，不带动皮下组织。

三、推　　法

用指、掌、肘在体表做单方向直线推动的手法，称为推法。根据着力部位的不同，主要分为指推法、掌推法、拳推法、肘推法。推法平稳着实，适用于全身各部位。

（一）操作方法

1. 指推法 以单手拇指或食中二指并拢，指端着力于受术部位，腕关节微屈，通过前臂施力，带动腕、掌、指做单方向直线的推动。多用于穴位、经络等范围较小的部位。

2. 掌推法 以全掌面、掌跟、大鱼际或小鱼际着力于受术部位，腕关节略背伸，肘关节自然弯曲或伸直，以肩关节为支点，上臂施力并配合伸肘的力量，使掌做单方向直线推动。多用于背、腰、腹、四肢等范围较大的部位。

（二）动作要领

着力部应贴实皮肤，做单方向直线推动，压力要平稳适中，速度宜缓慢平稳，保持明显摩擦感。肘推法刺激最强，体质虚弱者慎用。

四、擦　　法

用指、掌紧贴体表做快速直线往返摩擦的手法，称为擦法。主要分为指擦法、掌擦法。擦法是一种柔和的温热刺激，适用于全身各部位。

（一）操作方法

1. 指擦法 食指、中指、无名指、小指并拢，指面贴附于体表，稍用力下压，腕关节保持一定的紧张度伸直，以肩关节和肘关节的联合屈伸动作，带动指面在受术部位做快速的直线往返摩擦运动。多用于颈项、胁肋及面部人中、鼻翼两侧等部位。

2. 掌擦法 手掌面、大鱼际或小鱼际尺侧贴附于体表，余操作术式同指擦法。以手掌面为着力部位，为全掌擦法，多用于胸胁、腹部、肩背部等面积较大且平坦的部位；以大鱼际为着力部位，为大鱼际擦法，多用于四肢部；以小鱼际为着力部位，为小鱼际擦法，多用于肩背、腰骶部。

（二）动作要领

着力部位应紧贴体表，往返压力均匀适中，以热量能渗透而皮肤不起皱褶为度。往返路线要平直，往返距离要拉长，往返速度要快且均匀一致。不可擦破皮肤，受术部位施行擦法后，不再使用其他手法。

五、抹　　法

用拇指螺纹面或掌面为着力部，紧贴体表做单方向或往返的直线或曲线抹动。分为指抹法和掌抹法。抹法轻柔和缓，适用于全身各部位。

（一）操作方法

1. 指抹法　以拇指螺纹面着力于体表，余四指自然放置于相应位置以固定助力，以拇指的掌指关节为支点，拇指主动施力，做直线或曲线的单方向或往返移动，可双手同时操作。常用于头面、颈项部。

2. 掌抹法　以全掌或大鱼际着力于体表，腕关节放松，以肘关节为支点，前臂主动施力带动掌面做直线或曲线的单方向或往返移动，可双手同时操作。常用于面部、腰背部、胸腹部。

（二）动作要领

用力应均匀适中，轻而不浮，重而不滞，不宜带动深部组织。抹动路线可以是直线、弧线或环形，方向可以是单方向或往返移动。

附：梳法

五指微屈，自然展开，以五指的指面在体表做轻柔的、单方向的滑动梳理，称为梳法。多用于头部、胁肋部，具有安神醒脑、疏肝理气的功效，常用于治疗头疼、失眠、健忘、胸闷、胁肋胀痛等病症。

六、搓　　法

用双手掌面对称夹住肢体，相对用力做快速的、上下搓动的手法，称为搓法。搓法轻快柔和，主要适用于人体四肢部、胁肋部及腰背部，尤以上肢最为常用，是四肢部推拿治疗常用的结束手法。

（一）操作方法

双手掌面自然伸直，对称性夹住受术部位，以肩关节为主要支点，前臂与上臂施力，带动双手沿受术部位自上而下做相反方向快速搓动。常用于四肢部。

（二）动作要领

嘱受术者放松被操作部位，搓动时双手对称用力，动作轻巧灵活。搓动的速度要快，在被操作部位移动要慢，动作应协调统一。

七、按　　法

用指、掌或肘着力于体表，垂直用力下压、按而留之的手法，称为按法，分为指按法、掌按法、肘按法。一般需要患者缓慢调匀呼吸配合操作。患者吸气时徐徐下按，呼气时缓慢放松。按法可用于全身各部，因其刺激性较强，常与揉法配合使用。

（一）操作方法

1. 指按法　以拇指螺纹面着力于受术部位，拇指伸直，余四肢握空拳或张开以支撑助力，前臂静止发力，由轻而重垂直向下持续按压，按而留之，再缓慢减压撤力。也可双拇指叠指操作。常用于接触面积较小的部位，如全身经穴、阿是穴等。

2. 掌按法　以掌面着力于受术部位，手腕背伸，以肩关节为支点，利于身体上半身的力量配合上臂发力。嘱咐患者缓慢呼吸配合，患者吸气时术者掌面由轻而重垂直向下缓慢持续按压，按而留之。呼气时放松，再缓慢减压撤力。也可单手或双手叠掌操作。常用于接触面积较大的部位，如腰背部、下肢部等。

3. 肘按法　以屈肘后的尺骨鹰嘴突起部着力于受术部位，可用另一手臂手掌扶住其拳面固定助力，以肩关节为支点，上身前倾，以利于上半身的力量配合上臂发力，由轻而重垂直向下持续按压，按而留之，再缓慢减压撤力。常用于肌肉丰厚的部位，如臀部、腰骶部、股后部等。

（二）动作要领及注意事项

按压用力的方向应垂直于体表，用力要由轻到重，平稳、持久，不可突施暴力。

八、拿　　法

用拇指与其余手指螺纹面相对用力，捏而提起一定部位的手法，称为拿法，即"捏而提起谓之拿"。分为三指拿法、五指拿法。拿法刺激较强，常用揉法组合使用，适用于颈项、肩背、四肢部。

（一）操作方法

三指拿法是拇指和食指、中指螺纹面相对用力，五指拿法是拇指和其余四指相对用力，捏起相应部位的皮肉垂直上提，再缓慢放松，如此反复操作。

（二）动作要领

不能屈曲指间关节，避免指端内扣。动作要和缓连贯，用力由轻到重，再由重到轻，不可突然用力。

九、拨　　法

用拇指、肘等深按在受术部位的软组织上，做与之垂直方向拨动的手法，称为拨法。分为指拨法和肘拨法。拨法刺激量较大，适用于颈、肩、四肢、腰臀部，是筋伤治疗的常用手法。

（一）操作方法

1. 指拨法　拇指伸直，指端着力于受术部位的肌肉或肌腱等组织上，其余四指置于合适位置以支撑助力，前臂发力，拇指用适当的力度下压至局部有酸胀感，做与相应软组织垂直的横向拨动。常用于颈项、肩、上肢等部位。

2. 肘拨法　屈肘，以肘尖着力于受术部位的肌肉或肌腱等组织上，利用上半身的力量下压，待局部有酸胀感，肘部做与相应软组织垂直的横向拨动。常用于背部、臀部、下肢部等部位。

（二）动作要领

拨动的方向应与按压的方向垂直，指下应有弹拨感，力度适中，以患者能耐受为度。

十、抖　　法

以双手或单手握住受术者四肢远端，做连续小幅度抖动的手法，称为抖法。根据抖动部位的不同，主要分为抖上肢、抖下肢、抖腰部。抖法轻快柔和，以上肢部最为常用。操作时被抖动的部位应自然放松，动作连贯，抖动幅度小，控制在 2～3cm 内；频率快，抖上肢的频率为每分钟 250 次左右，抖下肢的频率为每分钟 100 次左右。抖动时，适度牵拉受术部位，使其相对伸直，便于抖动的传导。

十一、摇　　法

使关节进行被动的、环转活动的手法，称为摇法。摇法适用于全身各关节部位，常与拔伸法、扳法等配合使用。操作时动作要缓和，摇动幅度由大到小，逐渐增加，确保摇转的方向和幅度在关节生理功能许可的范围内。

考点与重点　推拿养生的常用手法

第三节　日常推拿养生应用

推拿养生保健操作流派较多，技术风格各不相同，总以安全、有效、便捷为宜。临证中要抓住关键病机，根据患者实际情况调整治疗方案，重点解决患者主要诉求，常以人体不同部位分部操作。手法操作应均匀柔和，体位根据操作需要调整，以患者感觉舒适为宜，必要时嘱患者调匀呼吸，放松身心以提高疗效。

保健推拿常用顺序一般为从前到后、自上而下、从左到右，以便于操作，也可根据实际操作需要进行调整。

一、头部推拿

1. 功能　宁神定志，醒神开窍。

2. 操作　①术者以两手拇指指腹点按印堂穴到百会穴3～5遍，再从印堂穴到百会穴重复推抹1分钟。②分推前额，以两手拇指桡侧及大鱼际置于前额正中线印堂处向左右两侧分推，再渐次同法操作到神庭。③双手鱼际摩揉太阳穴区域，顺时针和逆时针方向各揉1～3分钟。④沿督脉、膀胱经、胆经循行线从前额到枕部分别点按3～5遍，再用手扫散操作3～5遍。⑤掌揉耳周皮肤3～5遍后，术者搓热双手，再以顺时针轻柔耳廓1分钟。⑥两手中指在枕后部勾点风池穴5～10次。对于眩晕、头闷胀痛的患者，在枕后区域揉法松解3～5分钟，必要时建议患者同时进行颈项部推拿。

二、眼部推拿

1. 功能　清脑明目，宁神定志。

2. 操作　患者仰卧位。步骤①、②、③的操作方法同头部推拿。④点按眶周腧穴：依次用双拇指点按睛明、攒竹、鱼腰、丝竹空、瞳子髎5～10秒后放松，再重复3次。从眉头到眉梢方向推抹3～5次。点按四白穴3～5秒后放松，再重复3次。分别指揉太阳、风池等穴各10～30秒。⑤轮刮眼眶，术者双手拇指弯曲，从内向外轻刮上眼眶10～15次，下眼眶10～15次。

三、面部推拿

1. 功能　行气活血，开窍醒神。

2. 操作　①分推额头，两手从前额正中线处，由内向外，分推额头5～10次。②揉抹眼眶，从内向外，分别抹上、下眼眶5～10次。③揉鼻，从印堂到迎香指揉鼻两侧5～10次，再指揉迎香穴处1～3分钟。④浴面，首先，两手掌搓热后，自前额、经耳前、到下颌搓脸，再经鼻外侧到前额，如洗脸般反复搓摩整个面部3～5遍。其次，嘱患者叩齿36次，舌在口腔顺时针、逆时针搅动各18次，可以重复2～3遍。⑤搓耳，四指与拇指或大鱼际夹住耳廓，轻轻揉捏3～5次，再向外上牵拉耳郭3～5次。⑥叩击脑后，掌根分别按住其双耳，同时用剩余手指叩击其后枕部36次。

四、颈项部推拿

1. 功能　行气活血，理筋整复。

2. 操作　确认患者无颈椎骨折、脊髓压迫等禁忌证。①拇指和其余四指捏住左侧胸锁乳突肌，从上到下轻轻捏揉3～5次，再同法操作右侧。②拿揉颈项部浅层肌群5～10分钟。③颈夹脊反复按揉中层肌群3～5分钟。④沿夹脊、膀胱经走行点按项部深层肌群3～5遍，并指揉松解筋结点。⑤沿枕骨下缘，从左侧颞骨乳突到右侧颞骨乳突处来回轻揉3～5遍。⑥嘱患者调匀呼吸配合，点按风池、风府、肩井等穴等各5～10秒，可重复3～5次。两手指按肩井穴，嘱患者配合呼吸。⑦颈部康复训练：嘱患者缓慢左右转头、抬头、俯伸活动颈项部3～5次。

五、肩背部推拿

1. 功能　舒筋活络，滑利关节。

2. 操作　①用手掌根部沿肩背部肌肉走向从颈部到肩外三角肌处推 5 ～ 10 次，再拿揉或擦法松解 5 ～ 10 分钟。②松解肩胛骨周围紧张肌群。沿肩胛骨内侧缘掌揉、指揉松解 1 ～ 3 分钟，再沿肩胛冈上缘指揉冈上肌 1 ～ 3 分钟，在肩胛冈下方指揉松解冈下窝处肌群 1 ～ 3 分钟。③拿揉腋窝后壁肌肉 1 ～ 3 分钟，再从腋下到肋弓来回掌揉放松 3 ～ 5 次，松解胁肋部肌群。④嘱患者调匀呼吸配合，自上而下沿膀胱经循行线点按肩背部腧穴，并指揉深层筋结点。⑤松动肩关节：首先托肘摇肩 5 ～ 10 次，再均匀柔和地抖动肩关节 1 ～ 3 分钟。最后，在不引起患者明显疼痛的前提下向不同方向缓慢拉伸患者肩关节，以改善肩关节活动度。

六、胸 部 推 拿

1. 功能　宽胸理气，解郁散结。

2. 操作　①从天突到中脘点按任脉循行线 3 ～ 5 次，再点按云门、中府 3 ～ 5 次，指揉膻中、期门穴各 1 ～ 3 分钟。②自上而下，自胸骨正中向两侧胁部顺序分推 3 ～ 6 次，若无医学需要，女性患者尽量避开乳房。③依次松解胸大肌、胸小肌、肋间肌、前锯肌等呼吸肌，对发现的筋结点进行适当松解。④嘱患者调匀呼吸，缓慢进行腹式呼吸 5 ～ 10 次，吸气时鼓腹，呼气时放松。

七、腰背部推拿

1. 功能　理筋整复，活络止痛。

2. 操作　①自上而下，向两侧分推背腰部 5 ～ 10 次。②一手按住两肩中，一手扶住腰骶处，向两侧摇晃背腰部 5 ～ 10 次。③自上而下按揉腰背部 10 ～ 15 分钟。④自上而下点按夹脊、膀胱经 2 ～ 3 遍，适当松解筋结点。⑤擦命门、肾俞 1 分钟，擦八髎 1 ～ 3 分钟，再拍打、叩击背腰部 2 ～ 3 遍，自上向下直推背腰部 3 ～ 5 次。⑥指导患者进行腰背部功能训练，如滚背、臀桥等。

第四节　推拿养生实训

📋 案例

案例一

患者，男，56 岁，企业人力资源主管；头痛伴入睡困难 1 个月余，眩晕 1 周。

现病史：患者 1 个月来在伏案久坐后逐渐出现头胀闷痛，眼干涩，目眶胀痛，入睡困难。一周来时有眩晕发作，自觉头重脚轻，头重痛，颈肩酸困不适，时烦易怒，多梦易醒，难以入睡。头面时有烘热感。身困乏，经休息后缓解不明显。在当地人民医院脑部 CT 检查无特殊发现，诊断为"血管神经性头痛、神经衰弱"，经药物治疗（具体不详）无明显好转。现时觉头闷胀痛，晨起时偶有眩晕发作，肩酸重，时烦，入睡困难，多梦，眠不实。既往体健，否认家族遗传病史及药物过敏史。现特来我处要求推拿治疗。

查体：疲惫面容，面红，圆肩驼背，项、肩部肌肉紧张。舌红，苔白，脉弦数。体温 36.8℃，脉搏 80 次 / 分钟，呼吸 13 次 / 分钟，血压 135/89mmHg。

案例二

患者，男，39 岁，互联网工程师；枕后痛 3 年，脱发 1 年余。

现病史：近 3 年来患者时觉头枕部发紧胀痛不适，肩颈发紧，伏案工作、受寒、熬夜后加重。一年来脱发渐甚，每天起床可见枕头有较多落发。多梦易醒，身困时烦。头昏重，时觉头闷重，有压迫感。曾在外地行"盲人按摩"后有好转。现特来我处要求推拿治疗。

查体：疲惫面容，发质细软，头顶部发稀疏。圆肩驼背，头皮紧张，枕后、项肩部肌肉紧张。舌淡，苔白，脉弦数。体温 36.8℃，脉搏 80 次 / 分钟，呼吸 13 次 / 分钟，血压 135/89mmHg。

实训目的

1. 通过病例了解养生保健实际工作，树立服务意识。
2. 掌握常用推拿手法与头部的推拿养生保健方法。
3. 能对常见健康问题合理拟定机体各部位的推拿养生保健方案。
4. 关爱患者，能适时对患者提供中医养生保健宣教服务。

一、案 例 解 析

基于症状表现、查体结果与辅助检查，案例一属于中医的头痛、不寐，案例二属于头痛、脱发，两例患者表现出的头痛、眩晕、多梦、入睡困难、脱发等症状，与现代医学的脑供血不足所致的诸症类似。中医认为脑为清窍，心主神明，上述症状都由于清窍失养，心神不宁所致，病位在脑。患者自觉颈肩酸困不适，查体结果颈项部、肩部肌肉紧张，头皮发紧。现代医学检查无特殊发现，结合患者职业特点与工作习惯，中医辨证属于头颈部经络瘀滞，气血失和，脑失所养。二者虽症状表现不完全一致，但均病位在脑，病机相似。根据"腧穴所在，主治所及""经络所过，主治所及"的指导思想，均可以通过头、颈部推拿治疗以疏经通络，理筋整复，行气活血，宁神定志，异病同治，通过整体改善大脑和头皮供血，促进睡眠、改善疲劳、减轻脱发、头痛、眩晕诸症。

二、制 定 方 案

患者病位在脑，病因与经络郁滞、气血失和有关，根据"腧穴所在，主治所及""经络所过，主治所及"的指导思想，治以舒筋通络，行气和血，宁心安神。患者无严重心脑血管病史，无外伤、感染等禁忌证，可以接受推拿保健治疗。对患者重点进行头、颈部推拿保健治疗。操作过程中手法应均匀柔和，严格遵循解剖与临床安全原则，不宜快速旋转或扳动颈椎，避免过度后仰或旋转颈部。

三、实 训 操 作

教师讲授推拿保健的典型职业场景，演示如何完成工作任务与手法操作。学生两人一组，一人模拟患者，一人作为治疗师。模拟推拿养生保健典型治疗场景，完成整个操作流程。两人交换角色继续实训。

（一）接诊

1. 采集病史，询问患者诉求。
2. 评估患者整体健康状况，排除推拿禁忌证。
3. 医患沟通，耐心解释患者整体评估情况及初步拟定的推拿保健方案，征求患者对治疗费用及治疗方案的意见，做好知情同意。
4. 根据患者病症与诉求，确定进行头部、颈项部推拿保健。

（二）推拿前准备

推拿按摩前的充分准备是确保操作安全、有效的重要环节，确保操作环境适宜，推拿用品齐备，患者排空二便，体位舒适。

（三）推拿治疗

1. 按拟定的头颈部治疗方案依次操作。

2. 操作中认真观察患者反应，保持沟通。根据患者感受及时调整手法。

3. 操作结束患者适当休息，及时征求患者意见以便改进。

四、实训评价

1. 学生手法操作的准确性与熟练度：学生是否能熟练运用各种手法完成治疗。

2. 对头颈部常用经络、腧穴的掌握程度：学生是否能准确找到常用经络循行线路与重点腧穴。

3. 学生的服务意识与职业能力：操作过程中是否及时询问被按摩者的感受，并根据反馈意见及时调整手法力度？是否体现出对患者的人文关怀？

五、课后总结

小组同学间互相点评，及时总结实训教学过程中的问题，教师提出改进意见并给予学习帮助。

医者仁心

情景模拟中培养人文关怀理念

在中医推拿技术教学中，通过设置情景模拟，让学生扮演行动不便的患者，体验推拿过程中患者可能存在的不适与紧张，增强共情与责任感。在推拿中融入中医整体观念与"治未病"思想，让学生理解其对疾病预防和康复的作用。如此，培养学生人文关怀精神，使其成为有仁心、懂传承的中医推拿人才。

？ 思 考 题

1. 揉法和摩法在操作上有何异同？

2. 推法和擦法在操作上有何异同？

3. 推拿养生保健的治疗原则有哪些？

本章数字资源

第七章 传统运动养生保健

知识 链接

　　近年来，国家高度重视人民健康问题。《"健康中国2030"规划纲要》明确提出，要"扶持推广太极拳、健身气功等民族民俗民间传统运动项目"，为传统运动养生项目的发展提供了支持，体现了传统运动养生在现代健康保健中的重要价值。

　　中国传统运动养生学是在中国古代养生学说指导下逐渐形成的多种体育活动和健身方法的总称，是我国宝贵的文化遗产。它以中国传统养生理论为基础，结合体育运动的实践，通过调整呼吸、集中意念、改变姿势，调节和加强人体五脏六腑、四肢百骸的功能，从而起到强身健体、益寿延年、防治疾病的作用。中国古代的传统运动和养生方法简便易行，老少皆宜，尤其适合体弱者、慢性病患者和病后恢复期的虚弱者锻炼。

　　中国传统运动和养生方法历史悠久，自人类有生产、生活活动开始，为了避免虫兽伤害和维持生存，需要不断通过跑跳、投掷、调节呼吸等方式收获猎物、躲避危险。随着生产、生活实践活动的增多，逐渐形成了运动养生保健理论。《素问·异法方宜论》言："中央者，其地平以湿，天地所以生万物也众。其民食杂而不劳，故其病多痿厥寒热。其治宜导引按蹻。"《庄子·刻意》曰："吹呴呼吸，吐故纳新，熊经鸟申，为寿而已矣。此道引之士，养形之人，彭祖寿考者之所好也。"均明确提出了"导引"的概念，且以彭祖为典型，指出通过导引可达到长生的目的。《吕氏春秋·尽数》云："流水不腐，户枢不蠹，动也。形气亦然，形不动则精不流，精不流则气郁。"《吕氏春秋·古乐》亦云："昔阴康之始，阴多，滞伏而湛积，阳道壅塞，不行其序，民气郁阏而滞着，筋骨瑟缩不达，故作为舞以宣导之。"可以看出，古人认为气郁不通是疾病发生的主要病因，而解决方法则是"作为舞以宣导之"，这里"舞"当是舞蹈运动、导引之类的行为和动作。"宣导之"，则是指通过舞蹈运动、导引等起到活动关节、疏通气血的作用。华佗的五禽戏通过模仿虎、鹿、熊、猿、鸟五种动物的动作，促进全身血脉流通，增强体质。晋代著名的道教学家葛洪提倡形、神、气统一，以胎息（行气）、导引、断谷等方法延年益寿。陶弘景所著《养性延命录》是中国传统运动养生学的重要著作，书中提出的"吹、呼、唏、呵、嘘、咽"六字诀，调节脏腑功能、促进气血流通，对静功修炼大有裨益。明代高濂的《遵生八笺》、万全的《养生四要》等书籍，将导引养生术与中医原理相结合，强调养生要保持"阴平阳秘"的阴阳平衡状态。

　　明清之后，随着太极拳、形意拳等拳派的兴起，武术家逐渐融合内丹修炼技术以及道家的"天人合一"思想、儒家的"贵生""重己"思想等，为导引养生与武术的深度交融相互吸收奠定了基础，并逐步构建起了武术功法的理论框架，收入了促进武术功法训练成效的保障措施，并且沿着以增进习练者身心健康的方向不断发展，更多的武术功法被辑录、流传和推广。比如，这一时期出现了以"详推用意终何在，延年益寿不老春"为习武主张的太极拳，此拳法集武术、导引、中医理论为一体，将武术养生推向了新的高度。

　　进入21世纪后，人们对绿色疗法、自然疗法的需求日益热烈，非药物疗法受到越来越多的关注和青睐。近年来，我国在导引养生机制研究方面取得了显著进展，导引在养生保健、防病治病方面的独特价值逐渐被国际社会所认可。中国传统运动养生学在世界范围内被越来越多的人了解和接受，必将为人类健康事业作出重要贡献。

第一节　传统运动养生的特点及作用

中国传统运动养生保健方法种类繁多，内容丰富，不但拥有坚实的理论基础，而且积累了丰富的实践经验。广义上，中国古代的呼吸吐纳、导引、按摩、荡秋千、放风筝、划龙舟、滑冰、杂耍、跑马、射箭、武术、摔跤、举重、驾车、狩猎、蹴鞠、马球、弈棋、投壶等，都属于中国古代的传统运动，具有养生和强身健体的性质。狭义上，中国的传统运动和养生方法主要包括导引和武术两大类。中国传统运动养生具有独特的文化内涵和鲜明的特点，不仅体现在运动的形式和方法上，更体现在其对身心健康的全面关照以及与中国传统文化的深度融合上。

一、主　要　特　点

（一）形、气、神统一，内与外兼修

中医传统运动养生以整体观念为核心，强调人体是一个有机的整体，形（形体）、气（生命活动的动力）、神（精神意识）三者相互依存、相互影响。《黄帝内经》指出："形与神俱，乃成其道。"《淮南子·原道训》也说"形者，生之舍也；气者，生之充也；神者，生之制也。"认为形是气的载体，气是形的动力，神是形气的主宰。形体的健康与神气的调摄密不可分。传统运动养生通过调形、调气、调神的方式，实现形、气、神的和谐统一，从而达到养生保健的目的。这种形、气、神三位一体的理念体现在以下方面。

1. 动作与呼吸配合　例如，太极拳通过形体的舒缓动作（调形）、呼吸的均匀配合（调气）和意识的集中（调神），使三者相互协调，"以意导气，以气运身"，达到养生的效果。许多养生运动（如太极拳、八段锦、气功）都强调动作与呼吸的协调。

2. 注重内观与意念　传统养生运动不仅关注身体的外在动作，还注重通过内观（即将注意力集中于自身）来调节内在的精神状态。例如，气功中的"意守丹田"就是通过集中意念来调节气血运行，增强脏腑功能。

3. 动静结合　传统养生运动既包含动态的动作练习，如五禽戏、八段锦，也包含静态的姿势保持，如站桩、坐禅。动静结合的方式既能锻炼身体的柔韧性和力量，又能通过静态的冥想来调节心理状态，达到身心平衡。

（二）顺应自然，天人合一

中医传统运动养生强调人与自然的和谐统一，主张顺应自然规律进行养生。《黄帝内经》提出："人与天地相参"，人体的健康状态与自然环境的变化密切相关。传统运动养生根据四时季节变化及自然环境的不同调整运动方式和时间。这种顺应自然的养生观念体现了中医"天人合一"的思想。

1. 顺应四时变化　传统养生方法根据四时季节变化调整运动内容和强度。例如：春季宜"早卧早起，广步于庭。被发缓形，以使志生"，动作宜舒缓，使肢体舒展，以促进阳气生发；夏季宜养心消暑，尤其是八段锦"摇头摆尾去心火"一式，适合夏季清心养心安神等。

2. 利用自然环境　许多传统养生运动建议在自然环境中进行，如清晨在公园或山林中练习气功、太极拳等，借助自然的清新空气和宁静环境来调节身心；同时，根据季节和天气变化调整运动时间和强度，例如夏季避免高温时段运动，冬季注意保暖等；不同的地理环境对健康也有不同的影响，如高原地区适合进行低强度的有氧运动，湿热地区则需注意运动后的身体调理。

3. 模仿自然生物 五禽戏模仿虎、鹿、熊、猿、鸟的动作，通过模拟自然生物的活动来增强人体的功能。这种模仿不仅是身体锻炼，更体现了人与自然和谐共生。

（三）动作柔缓，注重内调

传统运动养生的动作通常以柔和、缓慢为特点，与现代竞技体育的高强度、高爆发力的运动形式形成鲜明对比。

1. 保护关节和肌肉 柔和缓慢的动作可以减少对关节和肌肉的冲击，避免运动损伤，减少阳气耗散，尤其适合老年人和体质较弱的人群。

2. 促进气血流通 柔和、缓慢的动作有助于气血的流通和经络的疏通，避免因剧烈运动导致气血紊乱。

3. 增强脏腑功能 许多传统养生运动通过柔和的动作来调节脏腑功能、增强脾胃的运化能力等。例如，八段锦中的"五劳七伤往后瞧"通过扭转动作调节脊柱和内脏器官，疏通气血，促进气血运行。

（四）注重预防保健，防病于未然

中国传统运动养生不仅是健身方式，更是预防保健方法。其核心指导思想是"治未病"，即通过日常的养生运动来达到健全体魄、防治疾病、增进健康、延缓衰老的目的。

1. 调节气血运行 许多养生运动通过呼吸和动作的配合调节气血运行，增强免疫力。太极拳"以意导气"，注重通过意念引导动作，使气血随着动作的舒展而运行；八段锦通过呼吸配合全身性动作，促进全身气血运行，疏通经络。

2. 增强脏腑功能 传统运动养生方法注重通过特定的动作调节脏腑功能。例如，六字诀通过发声和呼吸的配合来调理五脏六腑，排出浊气，补充清气；五禽戏以模仿虎、鹿、熊、猿、鸟的动作，分别对应固肾气、疏肝气、健脾气、运心气和补肺气，从而调节五脏功能等。

3. 调节心理 传统运动方法注重通过内观、冥想等方式来缓解心理压力，调节情绪，从而达到预防心理疾病的目的。例如，太极拳通过"心静用意"和"动中求静"的练习方式，帮助练习者达到宁静、放松的心理状态。

（五）简单易行，适合大众

中国传统运动养生方法大多简单易学，不需要复杂的器械和场地，适合各个年龄段和不同体质的人群。例如，八段锦：动作简单，适合在家庭或办公室环境中练习，尤其适合老年人和上班族；太极拳：动作柔和，对场地要求低，适合在公园、广场等场所练习；六字诀：通过发声和呼吸调节，适合在室内进行，尤其适合久坐人群。

（六）文化内涵丰富，体现哲学思想

中国传统运动养生方法不仅是身体锻炼方式，更是文化传承，蕴含着丰富的哲学思想。

1. 道家思想 道家强调"无为而治""顺应自然"，许多养生方法（如气功、太极拳）都体现了这种思想，通过顺应自然规律调节身心。

2. 儒家思想 儒家注重"修身、齐家、治国、平天下"，养生被视为修身的基础。例如，射礼通过射箭的动作来培养专注力和心性修养。

3. 中医理论 传统养生方法大多与中医理论相结合，如经络学说、气血理论等。通过调节气血、疏通经络增强体质，体现了中医"治未病"的理念。

（七）长期坚持，渐进调养

传统运动养生注重长期的练习和积累，强调"持之以恒"的重要性。中医认为，养生是渐进的过

程，需要通过长期的调养逐步改善体质，增强正气，并根据个人的身体变化调整养生方法。

二、功　　能

在中医学理论指导下，中国传统运动养生保健通过调和气血、疏通经络、调理脏腑、调畅情志、固本培元、扶助正气等发挥养生保健的功能。

（一）调和气血

气血是构成人体和维持人体生命活动的基本物质，气是人体生命活动的基本动力，血是营养机体的物质基础。气具有推动、温煦、防御、固摄和气化的作用，血则具有滋润和营养的功能。在正常情况下，"气为血之帅，血为气之母"，气血充足且运行通畅，则健康无病。在异常情况下，气血不和，气滞血瘀，则会变生疾病。《素问》云："气有多少，病有盛衰"，将"气"的多少和疾病的转归联系起来。《素问·调经论》提到"血气不和，百病乃变化而生。"传统运动通过特定的动作和呼吸调节，促进气血在全身的运行。例如，太极拳通过"以意导气、以气运形"的方式，使气血在动作的舒展中得以流畅运行。

（二）疏通经络

经络学说不仅是中医学的一大特色，而且是中国传统运动养生保健的重要理论依据之一。中医理论认为，经络是运行全身气血、联络脏腑肢节、沟通上下内外的通路，经络通畅则气血顺畅，身体无恙。《黄帝内经》云"经脉者，所以能决死生，处百病，调虚实，不可不通。"在练功的时候，意念所注意的部位，大多是经络的径路和腧穴所在之处。而腧穴是气血汇聚和经气出入流注的地方。练功时，以意引气，其实就是引导真气循经运行。同时，传统运动养生通过动作的伸展和扭转，还可以刺激经络，促进气血运行。例如，易筋经通过活动肌肉、筋骨，达到舒筋活络、调和气血的功效。

（三）调理脏腑

中医认为五脏是人体生命活动的中心，《素问·五脏别论》说"所谓五脏者，藏精气而不泻也"，五脏贮藏了人体赖以维持生命活动的精、气、血、津液、神等重要物质，五脏与外环境保持协调统一，同时又与内在的各脏腑组织、形体官窍以五行规律相互联系，从而形成一个有机的统一整体，脏腑组织之间相互支持协同，若一脏功能失调，则整个机体气机升降失衡，最终导致阴阳失调、气血不和，疾病发生。所以，脏腑功能协调是健康的关键。传统运动养生通过调节气血和疏通经络，促进脏腑功能的平衡。例如，八段锦中的"调理脾胃须单举"动作，能够调节脾胃功能，促进消化；太极拳则通过缓慢的动作和呼吸调节，增强心肺功能。

（四）调畅情志

传统运动养生注重身心合一，通过呼吸调节和舒缓的动作，达到心理放松的效果。如太极拳、八段锦等，通过舒缓的动作和深呼吸调节气血运行，缓解身体的紧张感，从而减轻情绪压力。传统运动养生中的"调心"也被称为调神，心神清明，情志调畅，则身安气和，魂、魄、意、志处于协调安定状态，使五脏安和，心神健康。现代医学认为运动能促进身体分泌内啡肽、多巴胺等"快乐激素"，提升情绪，减轻疼痛和压力。例如，快走、慢跑等有氧运动能够有效提升内啡肽水平，使人感到愉悦和放松。

（五）固本培元，扶助正气

元气是人体最根本、最重要的气，是人体生命活动的原动力，由先天父母所禀赋，又有赖于后天水谷精微和清阳之气的涵养，并随生命的生、长、壮、老、已而壮盛、衰亡。元气充沛，则后天诸气得以资助，从而脏腑协调，身心健康；若因先天禀赋不足，或因后天失调，或因久病损耗，以致元气的生成不足或损耗太过时，则元气虚衰而产生种种病变。传统运动养生注重通过意守丹田、命门等方法培补元气，这是根据肾为先天之本、命门为真火之源的理论总结的宝贵经验，因为丹田、命门所在的部位皆属于肾。通过意守丹田和深长的呼吸锻炼，使肾中元精充固，而"精化为气"，元气得到源源不断的补充输送；再如通过练习站桩、太极拳等运动，可以使肾中元气更加充沛，从而增强体质。这些养生方法不是去发展身体某个部分的功能或专门治疗某种疾病，而是通过调身、调息、调心，提高机体的整体适应能力、增强抗病能力，全面改善机体功能，起到固本培元，扶助正气的作用。

（六）预防疾病，延缓衰老

传统运动养生通过调节气血、疏通经络、调理脏腑功能，达到预防疾病、延缓衰老的目的。例如，练习八段锦和太极拳能改善心脑血管功能，降低慢性疾病的发生率，还能够增强机体的新陈代谢，促进气血运行，从而延缓衰老。

任何一种成熟的体育运动，都是在历经多年、经过众多实践者不断探索、研究、整理、编排和修改后才逐步完善的，传统运动的养生项目更是如此。不同功法的动作结构、技术要求、运动量大小以及套路动作的难易程度各有不同。因此，对于练习者而言，需要注意以下两点：一是要科学选择适合自己身体条件的养生运动项目；二是在练习初期，应接受专业老师的指导，准确掌握动作要领，规范练习，并了解相关注意事项，坚持练习、持之以恒，才能避免走弯路、减少偏差，达到增强体质、防治疾病的效果。

第二节　传统运动养生保健的原则

传统运动方法之所以能调和气血、疏通经络、调理脏腑、预防疾病、延缓衰老，是因为它有一套较为系统的理论、原则和方法，注重和强调机体内外的协调统一，和谐适度。综而述之，有如下原则。

一、把握动作要领

传统运动，如太极拳、八段锦等，其核心在于对形、气、神三者的综合锻炼与调控，以实现身心的和谐统一。在练习过程中，掌握正确的动作要领至关重要，不仅是形体动作的规范性和准确性，还涉及呼吸的调节与意识的专注。以太极拳为例，其动作要求圆融流畅、节奏舒缓，呼吸则需均匀自然，意识应保持集中且宁静。通过系统练习，练习者能够有效调节形体、气息和精神状态，从而达到调形、调气、调神的综合效果。因此，传统运动练习不仅是身体的锻炼，更是身心的修炼，长期坚持能显著提升整体健康水平与生活质量。

二、动 静 结 合

动静结合是传统运动养生保健的重要原则之一，体现了中医"阴阳互根"的理论精髓。动则生阳，静则养阴，二者相辅相成，唯有动静相济，方能实现阴阳平衡，促进身心健康。动功如五禽戏、八段锦等，通过形体的舒展运动，导引气血运行，疏通经络，调节脏腑功能，达到"外练筋骨皮"的效果；静功如站桩、坐功等，则通过形体的静态姿势，配合调息、调神，使气机内敛，心神安宁，实现"内练精气神"的目的。

三、运 动 适 度

基于"中庸之道"及中医"因人制宜"的理论原则，传统运动养生保健注重运动量的适度。运动量过小，难以达到疏通经络、强身健体的效果；而运动量过大，则易耗伤气血。因此，练习者需根据自身的体质禀赋、年龄阶段及健康状况，科学合理地调控运动量，以"形劳而不倦"为度。

唐代医家孙思邈在《备急千金要方》中明确提出："养性之道，常欲小劳，但莫大疲及强所不能堪耳。"这一论述强调了运动养生应遵循"小劳适度"的原则。具体而言，正常成年人的运动强度以运动后每分钟心率达到 140 次左右为宜，而老年人因气血相对虚弱，运动强度应适当降低，以每分钟心率增至 120 次左右为佳。此外，运动量的适宜与否还可通过身体的反应来判断：若运动后食欲增进、睡眠安稳、精力充沛，则表明运动量适中，气血调和；若出现食欲减退、头晕头痛、精神倦怠、四肢乏力等症状，则提示运动量过大，需及时调整，以免进一步耗伤正气。

总之，传统运动养生强调"动静有度，劳逸结合"，通过科学调控运动量，既能增强体质，又可避免过度损耗，从而达到"阴平阳秘，精神乃治"的健康状态。这一原则对现代运动养生实践具有重要的指导意义。

四、三 因 制 宜

传统运动养生保健的另一个重要原则是"三因制宜"，即因人制宜、因时制宜、因地制宜。这一原则充分体现了中医"整体观念"和"辨证施养"的思想，强调养生保健应根据个体的具体情况及外界环境的变化灵活调整运动方式与强度，以达到最佳的养生效果。

因人制宜是指根据个体的体质特点、年龄阶段及健康状况，选择适宜的运动方式和强度。例如，老年人多气血亏虚、筋骨衰弱，宜选择动作舒缓、柔和且注重调息养神的太极拳或八段锦；而年轻人气血旺盛、精力充沛，则可根据自身情况选择更具活力的五禽戏或易筋经。此外，体质虚弱者应以轻柔运动为主，避免过度耗气；体质强壮者则可适当增加运动强度，以宣发气机、调和阴阳。

因时制宜是指根据四时气候的变化调整运动方式与时间，以适应自然界阴阳消长的规律。例如，春季阳气生发，宜选择舒展肢体、促进气血运行的功法；夏季阳气旺盛，宜选择养心消暑的运动；秋季阳气收敛，宜选择润肺养阴的功法，如六字诀中的"呬"字诀，以助肺气肃降；冬季阳气潜藏，宜选择养藏固精的运动。

因地制宜是指根据生活环境和条件，选择适宜的运动场所与方式。例如，八段锦、五禽戏等传统功法无需特定场地和器材，可在公园、广场、庭院等开阔场地练习，既便于操作，又能亲近自然，有助于调节情志、舒畅气机。而在室内环境中，则可选择站桩、坐功等静功练习，以适应空间限制。

"三因制宜"的原则，既符合个体的生理特点，又顺应自然规律，从而达到调和阴阳、疏通气血的养生效果。不仅体现了中医"天人相应"的整体观，也为现代的运动养生提供了科学指导。

五、循序渐进，持之以恒

传统运动养生保健需要持之以恒，循序渐进。运动养生并非一蹴而就之事，只有通过持续不断的锻炼，才能使气血调和、经络通畅、脏腑功能强健，从而达到强身健体、延年益寿的效果。

《黄帝内经》曰："久立伤骨，久行伤筋。"说明人体的健康状态与日常活动密切相关，只有通过规律、适度的运动，才能避免气血瘀滞、脏腑功能失调等问题。若锻炼时断时续，或"三天打鱼两天晒网"，则会导致气机紊乱、气血运行不畅，不仅难以达到养生效果，反而可能使正气耗损，体质日渐虚弱。

运动养生贵在坚持，需根据个人体质及健康状况，制定合理的锻炼计划，并长期践行，方能保持"正气存内，邪不可干"的健康状态，真正达到运动养生的目的。

基于上述传统运动养生保健的原则，进行各类功法运动时，应注意以下事项。

1. 环境与时间选择　宜在空气清新、安静舒适的环境（如公园、庭院）练习，避免大风、潮湿、嘈杂或极端天气（如大雾、雷电）。饭后 1 小时内不宜练习；建议清晨或傍晚进行，不同项目每次练习时间控制在 15 分钟至 1 小时，需循序渐进。

2. 动作与体态调整　动作需柔和连贯、刚柔相济，忌突击发力或过度追求低重心；保持头正颈直、含胸塌腰，避免关节超限或姿势变形。初学应从高架式或短时间开始，逐步适应强度。

3. 呼吸与意念配合　呼吸自然深长，以意念引导内气，忌憋气或急促呼吸；练习时需专注，排除杂念。

4. 饮食与休息注意　练前不宜过饱，练后避免立即进食、洗冷水澡或吹空调；可适量补水。严重器质性疾病、妇女经期及妊娠期不宜练习。

> **考点与重点**　传统运动养生保健的原则

第三节　运动养生保健常用方法

一、三圆式站桩

（一）功法简介

三圆式站桩是中国传统武术和气功中的基本站桩功法，属于静功的一种。它强调通过特定的姿势和呼吸方法，达到调理气血、增强体质、提高内力的目的。三圆式站桩简单易学，具有调理气血、增强体质、改善睡眠等功效，其核心在于通过外形调整引发内在变化，最终达到"形正、气顺、意宁"的修炼目的。练功注意循序渐进，初学每次 15 ～ 20 分钟，逐步延长至 40 分钟。练习时要注意保持姿势的正确性，避免因姿势不当导致身体损伤。练功前不宜太饱，饭后至少休息 30 分钟再开始练功；练功后可以适量补充水分，但避免立即进食；练功过程中可能会出现身体发热、出汗、肌肉酸痛等反应，这是正常现象。如果出现头晕、恶心等不适症状，应立即停止练习并休息。

（二）练功方法

1. 身体姿势　双脚分开与肩同宽，脚尖微微向外，膝盖微微弯曲，重心放在两脚之间。双手抬起至胸前，手心向内，手指微微分开，似抱一个大球，形成"双手抱圆"的姿势。然后从头到足逐一调整身姿，要点是：虚领顶劲、双目微闭、舌抵上腭、下颌微收、沉肩坠肘、松腕舒指、含胸拔背、坐胯敛臀，提肛收腹、足趾抓地。

（1）虚领顶劲

要领解析：想象百会穴（头顶正中）被一根细线向上牵引，使颈椎自然竖直。

操作要点：避免刻意仰头或低头；颈部肌肉保持弹性放松；与下颌微收形成对拔劲。

生理作用：保持督脉畅通，减轻颈椎压力。

（2）双目微闭

正确做法：眼睑自然下垂，留一线余光；视线落在前方 1 ～ 2 米处；眼神内敛但保持觉知。

常见误区：完全闭眼导致昏沉，或瞪目引发紧张。

功能：降低感官消耗，增强本体感知。

（3）舌抵上腭

具体位置：舌尖轻触上腭牙龈交界处（金津玉液穴）

操作层次：初学可用自然抵住；进阶需舌体平铺上腭。

中医原理：接通任督二脉，促进津液分泌。

（4）下颌微收

标准角度：下巴与地面呈 5° ～ 10° 夹角。

关联调整：与虚领顶劲形成前后张力；配合喉头放松。

错误表现：过度回收，导致颈前肌群紧张。

（5）沉肩坠肘

操作步骤：先耸肩至耳再向后下方松落；肘尖保持向下、指向地面；腋窝保留一个鸡蛋的空间。

力学效应：卸除肩臂僵力，形成弓背结构。

常见问题：刻意下压导致关节锁死。

（6）松腕舒指

具体要求：掌指关节呈自然弧线；指间距离保持 1 ～ 2cm 空隙；劳宫穴微凹。

能量传导：形成"气贯末梢"的通道。

进阶要领：体会指尖"蚁行感"。

（7）含胸拔背

动态平衡：胸骨柄微向内含（非驼背）；背部竖脊肌自然舒展；两肩胛骨呈下沉前裹之势。

呼吸配合：保持胸腔容积，利于腹式呼吸。

错误形态：挺胸导致气浮，或过度含胸压迫心肺。

（8）坐胯敛臀

核心要领：想象坐于高凳边缘；尾闾前卷，耻骨上提；两胯根部向后微坐。

结构特征：腰骶角保持 160° ～ 170°；形成"坐胯圆裆"之势。

生理作用：减轻腰椎负荷，增强下肢支撑。

（9）提肛收腹

操作方法：轻微提肛（非用力收缩）；配合丹田内收；与百会上领形成对拔。

能量通道：强化中脉能量运行。

注意要点：避免引发盆底肌群紧张。

（10）足趾抓地

核心要领：非刻意蜷曲脚趾；通过重心下沉自然产生吸附力；大趾、小趾、脚跟形成三角支撑

进阶表现：足弓自然拱起；涌泉穴虚含。

错误表现：足底肌肉过度紧张导致颤抖。

2. 呼吸方法 采用自然呼吸法，吸气时腹部微微鼓起，呼气时腹部微微收缩，保持呼吸深长、均匀。注意呼吸与动作的协调，呼吸时放松全身，呼气时微微下沉，保持身体的稳定。

3. 意念调节 站立时，意念集中在丹田（脐下三寸处），想象丹田有股温暖的气流在流动。保持内心的平静，排除杂念，专注于身体的感受和呼吸的节奏。

二、二十四式简化太极拳

（一）功法简介

二十四式简化太极拳，又称简化太极拳或 24 式太极拳，是中国国家体育委员会于 1956 年组织专家在传统杨氏太极拳的基础上创编的一套普及性太极拳套路。它简化了传统太极拳的复杂动作，保留了核心技法，更适合大众健身和初学者学习。

（二）功法套路

1. 起势

（1）动作分解：自然直立，双脚并拢，双臂垂于体侧，目视前方。左脚向左开步，与肩同宽，脚尖向前；双臂缓慢前平举至与肩同高，掌心向下。上体微前倾，屈膝下蹲，同时双掌下按至腹前，掌心向下，目视前方。

（2）动作要领：开步时重心先移至右腿，再过渡至两腿平均；手臂上举时吸气，下按时呼气，保持自然呼吸；保持屈膝不超过脚尖，脊柱中正。

2. 左右野马分鬃

（1）动作分解

1）左野马分鬃：身体重心移至右腿，左脚向左前方迈出一步，脚跟着地，脚尖翘起，呈左前虚步。

双手从腹前向上划弧，右手至右肩前，手心向下；左手至左膝前，手心向上。身体重心前移，左脚踏实，左膝弯曲，右腿伸直，呈左弓步。同时，右手向右前方划出，左手向左后方划出，双手伸直，形成"分鬃"之势，目视右前方。

2）右野马分鬃：身体重心后移至右腿，左脚脚尖内扣，右脚脚尖外展，身体向右转90°，呈右前虚步。双手回收，右手至右膝前，手心向上；左手至左肩前，手心向下。身体重心前移，右脚踏实，右膝弯曲，左腿伸直，呈右弓步。同时，左手向左前方划出，右手向右后方划出，双手伸直，形成"分鬃"之势，目视左前方。

（2）动作要领：重心平稳，虚步时脚跟着地，弓步时膝盖不超过脚尖；手臂划弧流畅，分出时伸直但不僵硬；吸气时双手回收，呼气时双手分出。身体中正，目视不同方向。

3. 白鹤亮翅

（1）动作分解：身体重心移至左腿，右脚脚尖外展，身体向右转90°，呈右虚步，右脚脚跟着地，脚尖抬起。同时，双手从体前向上划弧，右手划至右额前上方，手心向左，指尖斜向上；左手划至左胯旁，手心向外，指尖向下。身体重心继续后移，左腿微屈，右腿伸直，身体稍向左转，右臂保持伸直，左臂屈肘，左掌心向上，右掌心向下，双手呈上下对拉之势，目视前方。

（2）动作要领：重心平稳后移，右脚跟着地，脚尖轻抬，保持虚步。双手划弧流畅，右臂伸直，左臂屈肘，双手对拉。上划时吸气，对拉时呼气，呼吸自然。身体中正，脊柱挺直，不歪斜，目视前方。

4. 左右搂膝拗步

（1）动作分解

1）左搂膝拗步：身体重心移至右腿，左脚向前迈出，脚跟着地，呈左前虚步。右手向右前方伸出，手心向前；左手向左后划弧，至左髋侧，手心向下。身体重心前移，左脚踏实，左膝弯曲，右腿伸直，呈左弓步。同时，右手向左前方划弧，经左胸前至左膝前方，手心向内，指尖向下，左臂屈肘，左掌向前推出，手心向前，目视左掌。

2）右搂膝拗步：身体重心后移至右腿，左脚脚尖内扣，右脚脚尖外展，身体向右转90°，呈右前虚步。左手向左前方伸出，手心向前；右手向右后划弧，至右髋侧，手心向下。身体重心前移，右脚踏实，右膝弯曲，左腿伸直，呈右弓步。同时，左手向右前方划弧，经右胸前至右膝前方，手心向内，指尖向下，右臂屈肘，右掌向前推出，手心向前，目视右掌。

（2）动作要领：虚步时脚跟着地，弓步时膝盖不超脚尖；手臂划弧流畅，搂膝时手心向内，推掌时手心向前，推掌时呼气，回收时吸气；身体中正，不前倾后仰，目视推掌方向。

5. 手挥琵琶

（1）动作分解：身体重心移至左腿，右脚脚尖外展，身体向右转90°，呈右虚步，右脚脚跟着地，脚尖轻抬。双手从体前向上划弧，右手划至右额前上方，手心向左，指尖斜向上；左手划至左胯旁，手心向外，指尖向下。身体重心后移，左腿微屈，右腿伸直，身体稍向左转，右臂保持伸直，左臂屈肘，左掌心向上，右掌心向下，双手上下对拉，目视前方。

（2）动作要领：重心平稳后移，右脚跟着地，脚尖轻抬，保持虚步；双手划弧流畅，右臂伸直，左臂屈肘，双手对拉；双手上划时吸气，双手对拉时呼气，呼吸自然；身体中正，脊柱挺直，不歪斜。

6. 左右倒卷肱

（1）动作分解

1）左倒卷肱：身体重心移至右腿，左脚向左后方撤步，脚尖点地，呈左后虚步。右手向右前方伸出，手心向下，指尖向前；左手向左后划弧，至左髋侧，手心向后。身体重心后移，左脚踏实，左膝微屈，右腿伸直。同时，右手向后划弧，经右肩侧向后划至右腰侧，手心向后；左手向前伸出，手心向上，指尖向前，目视前方。

2）右倒卷肱：身体重心移至左腿，右脚向右后方撤步，脚尖点地，呈右后虚步。左手向左前方伸出，手心向下，指尖向前；右手向右后划弧，至右髋侧，手心向后。身体重心后移，右脚踏实，右膝微屈，左腿伸直。同时，左手向后划弧，经左肩侧向后划至左腰侧，手心向后；右手向前伸出，手心向上，指尖向前，目视前方。

（2）动作要领：重心后移时平稳，脚尖轻点地面，保持虚步。手臂划弧流畅，前伸时手心向上，后划时手心向后。手臂前伸时吸气，后划时呼气。身体中正，目视前方。

7. 左揽雀尾

（1）动作分解：身体重心移至右腿，左脚向左前方迈出，脚跟着地，脚尖轻抬，呈左前虚步。双手从体前向上划弧，左手划至左胸前，手心向右，指尖向上；右手划至右肩前，手心向左，指尖向上，双手呈圆弧形，目视前方。身体重心后移至右腿，左脚脚尖内扣，身体稍向右转。双手向左后方划弧，右手划至右髋侧，手心向后；左手划至左髋侧，手心向后，目视前方。身体重心前移，左脚踏实，左膝弯曲，右腿伸直，呈左弓步。双手向前挤出，右手在前，左手在后，双手手心相对，指尖向前，目视前方。双手向前划弧，至胸前时向下按，左手按至左胸前，手心向下；右手按至右胸前，手心向下，目视前方。

（2）动作要领：重心前移和后移时要平稳，虚步时脚跟着地，脚尖轻抬；手臂划弧流畅，掤时双手呈圆弧形，捋时双手向后划弧，挤时双手向前挤出，按时双手向下按压。掤时吸气，捋时呼气，挤时呼气，按时吸气。身体中正，不前倾后仰，脊柱挺直，目视前方。

8. 右揽雀尾

（1）动作分解：身体重心移至左腿，右脚向右前方迈出，脚跟着地，脚尖轻抬，呈右前虚步。双手从体前向上划弧，右手划至右胸前，手心向左，指尖向上；左手划至左肩前，手心向右，指尖向上，双手呈圆弧形，目视前方。身体重心后移至左腿，右脚脚尖内扣，身体稍向左转。双手向右后方划弧，左手划至左髋侧，手心向后；右手划至右髋侧，手心向后，目视前方。身体重心前移，右脚踏实，右膝弯曲，左腿伸直，呈右弓步。双手向前挤出，左手在前，右手在后，双手手心相对，指尖向前，目视前方。双手向前划弧，至胸前时向下按，右手按至右胸前，手心向下；左手按至左胸前，手心向下，目视前方。

（2）动作要领：重心前移和后移时平稳，虚步时脚跟着地，脚尖轻抬。手臂划弧流畅，掤时双手呈圆弧形，捋时双手向后划弧，挤时双手向前挤出，按时双手向下按压。掤时吸气，捋时呼气，挤时呼气，按时吸气。身体中正，不前倾后仰，脊柱挺直，目视前方。

9. 单鞭

（1）动作分解：身体重心移至右腿，左脚向左前方迈出，脚跟着地，脚尖轻抬，呈左前虚步。身体向左转90°，重心逐渐移至左腿，左脚踏实，左膝弯曲，右腿伸直，呈左弓步。右手从体前向右后方划弧，至右髋侧，手心向后，指尖向下。左手从体前向左前方伸出，手心向下，指尖向前，左臂伸直，与地面平行。右手继续向右后方划弧，至右后方约45°方向，手心向左，指尖向上，右臂伸直，与地面平行。身体重心稳定在左腿，左膝弯曲，右腿伸直，呈左弓步。左臂向前伸直，右臂向后伸直，双手呈一条直线，目视左前方。

（2）动作要领：重心前移和后移时平稳，虚步时脚跟着地，脚尖轻抬。手臂划弧流畅，左臂向前伸直，右臂向后伸直，双手呈一条直线。手臂伸展时吸气，定势时呼气。身体中正，不前倾后仰，脊柱挺直，目视左前方。

10. 云手

（1）动作分解

1）左云手：身体重心移至左腿，右脚脚尖外展，双脚平行站立，双手自然垂于体侧。双手从体侧向上划弧，左手划至左胸前，手心向右，指尖向上；右手划至右肩前，手心向左，指尖向上。身体重心移至右腿，左脚脚尖内扣，身体向右转90°，双手继续向右划弧，右手划至右胸前，手心向左，指尖向上；左手划至左肩前，手心向右，指尖向上。身体重心移至左腿，左脚踏实，左膝弯曲，右腿伸直，呈左弓步。双手继续向左划弧，左手划至左胸前，手心向右，指尖向上；右手划至右肩前，手心向左，指尖向上。

2）右云手：身体重心移至右腿，右脚踏实，右膝弯曲，左腿伸直，呈右弓步。双手继续向右划弧，右手划至右胸前，手心向左，指尖向上；左手划至左肩前，手心向右，指尖向上。身体重心移至左腿，左脚脚尖内扣，身体向左转90°，双手继续向左划弧，左手划至左胸前，手心向右，指尖向上；右手划至右肩前，手心向左，指尖向上。身体重心移至右腿，右脚踏实，右膝弯曲，左腿伸直，呈右弓步。双手继续向右划弧，右手划至右胸前，手心向左，指尖向上；左手划至左肩前，手心向右，指尖向上。

（2）动作要领：重心在两腿之间平稳移动，虚实分明，避免身体晃动。双手划弧流畅，动作连贯，手心相对，指尖向上，手臂呈圆弧形。双手划弧时自然呼吸，动作连贯时保持呼吸均匀。身体中正，不前倾后仰，脊柱挺直。目视前方，眼神专注自然，随身体转动而转动。

11. 单鞭

（1）动作分解：身体重心移至左腿，左膝弯曲，右腿伸直，呈左弓步。左手向前伸出，手心向下，指尖向前，左臂与地面平行。右手向右后方划弧，至右后侧约45°方向，手心向左，指尖向上，右臂与地面平行。目视左前方，身体中正，重心稳定。

（2）动作要领：重心落在左腿，右腿伸直，保持稳定。左臂向前，右臂向后，双手呈一条直线。呼吸自然，脊柱挺直，不前倾后仰。目视左前方，眼神自然。

12. 高探马

（1）动作分解：身体重心移至右腿，左脚向左前方迈出，脚跟着地，脚尖轻抬，呈左前虚步。身体向右转90°，重心移至左腿，左脚踏实，左膝弯曲，右腿伸直，呈左弓步。右手从体前向上划弧，至右额前上方，手心向左，指尖向前。左手向左后划弧，至左髋侧，手心向后，指尖向下。身体重心稍前移，右脚跟抬起，右脚尖点地。同时，右手向前上方探出，手心向下，指尖向前，右臂伸直；左臂屈肘，左掌护于左胸前，手心向内，指尖向上。目视右前方，身体中正，重心稳定。

（2）动作要领：重心在两腿之间平稳移动，虚步时脚跟着地，脚尖轻抬。右手向前上方探出时伸直，左臂屈肘护胸，动作连贯流畅。右手探出时呼气，动作回收时吸气。身体中正，不前倾后仰，脊柱挺直。目视右前方，眼神专注自然。

13. 右蹬脚

（1）动作分解：身体重心移至左腿，左膝微屈，右腿屈膝提起，脚尖自然下垂。身体向左转45°，双手从体侧向上划弧至胸前，双手交叉，左手在外，右手在内，手心均向下。右腿向右前方伸直蹬出，脚尖向内勾起，力达脚跟。同时，双手向两侧分开划弧，至身体两侧，手心均向外。右脚蹬出后，身体保持平衡，目视右前方，重心稳定在左腿。

（2）动作要领：重心完全落在左腿，左膝微屈，保持稳定。蹬脚有力：右腿伸直蹬出，脚尖勾起，力达脚跟，动作干脆利落。双手上提时吸气，蹬脚时呼气。身体中正，不前倾后仰，脊柱挺直。目视右前方，眼神专注自然。

14. 双峰贯耳

（1）动作分解：身体重心移至右腿，左脚向左前方迈出，脚跟着地，脚尖轻抬，呈左前虚步。身体向左转90°，重心逐渐移至左腿，左脚踏实，左膝弯曲，右腿伸直，呈左弓步。双手从体侧向上划弧至胸前，双手握拳，拳眼向上。双拳继续向两侧划弧，至耳侧，拳眼仍向上，双臂弯曲，呈"双峰贯耳"之势。身体重心稳定在左腿，左膝弯曲，右腿伸直，呈左弓步。双拳停于耳侧，目视前方。

（2）动作要领：重心前移时平稳，左腿屈膝，右腿伸直，保持稳定。双手划弧流畅，握拳有力，双拳停于耳侧，拳眼向上。双手上提时吸气，定势时呼气。身体中正，不前倾后仰，脊柱挺直。目视前方，眼神专注自然。

15. 转身左蹬脚

（1）动作分解：身体重心移至右腿，右膝微屈，左腿屈膝提起，脚尖自然下垂。身体向右后方转180°，左腿仍屈膝提起，双手从体侧向上划弧至胸前，双手交叉，右手在外，左手在内，手心均向下。

左腿向左前方伸直蹬出，脚尖向内勾起，力达脚跟。同时，双手向两侧分开划弧，至身体两侧，手心均向外。左脚蹬出后，身体保持平衡，目视左前方，重心稳定在右腿。

（2）动作要领：重心完全落在右腿，右膝微屈，保持稳定。左腿伸直蹬出，脚尖勾起，力达脚跟，动作干脆利落。双手上提时吸气，蹬脚时呼气。身体中正，不前倾后仰，脊柱挺直，目视左前方。

16. 左下势独立

（1）动作分解：身体重心移至右腿，左脚向左前方迈出，脚跟着地，脚尖轻抬，呈左前虚步。身体重心逐渐下移，左脚踏实，左膝弯曲，右腿伸直，呈左弓步。同时，双手从体侧向上划弧至胸前，双手交叉，左手在外，右手在内，手心均向下。身体重心继续下移，左腿屈膝下蹲，右腿抬起，右脚脚面绷直，脚尖向下，右腿向右侧伸展。同时，双手向两侧分开划弧，左手下按至左膝前，手心向下；右手向右上方托起，手心向上。左腿屈膝下蹲，右腿伸直，右脚脚尖向下，双手呈左下右上的对拉之势，目视前方。

（2）动作要领：重心完全落在左腿，左腿屈膝下蹲，右腿伸直，保持稳定。双手划弧流畅，左手下按至左膝前，右手托起，呈对拉之势。双手上提时吸气，下按时呼气。身体中正，不前倾后仰，脊柱挺直，目视前方，眼神专注自然。

17. 右下势独立

（1）动作分解：身体重心移至左腿，右脚向右前方迈出，脚跟着地，脚尖轻抬，呈右前虚步。身体重心逐渐下移，右脚踏实，右膝弯曲，左腿伸直，呈右弓步。同时，双手从体侧向上划弧至胸前，双手交叉，右手在外，左手在内，手心均向下。身体重心继续下移，右腿屈膝下蹲，左腿抬起，左脚脚面绷直，脚尖向下，左腿向左侧伸展。同时，双手向两侧分开划弧，右手下按至右膝前，手心向下；左手向左上方托起，手心向上。右腿屈膝下蹲，左腿伸直，左脚脚尖向下，双手呈右下左上对拉之势，目视前方。

（2）动作要领：重心完全落在右腿，右腿屈膝下蹲，左腿伸直，保持稳定。双手划弧流畅，右手下按至右膝前，左手托起，形成对拉之势。双手上提时吸气，下按时呼气。身体中正，不前倾后仰，脊柱挺直。目视前方，眼神专注自然。

18. 左右穿梭

（1）动作分解

1）左穿梭：身体重心移至右腿，左脚向左前方迈出，脚跟着地，脚尖轻抬，呈左前虚步。身体向左转90°，重心移至左腿，左脚踏实，左膝弯曲，右腿伸直，呈左弓步。右手从体前向上划弧，至右肩前，手心向左，指尖向上。左手向左后划弧，至左髋侧，手心向后，指尖向下。右手继续向前划弧，至左胸前，手心向左，指尖向前；左手向前伸出，手心向上，指尖向前，双手在左胸前交叉。左腿屈膝，右腿伸直，呈左弓步。双手在左胸前交叉，目视左前方。

2）右穿梭：身体重心移至左腿，右脚向右前方迈出，脚跟着地，脚尖轻抬，呈右前虚步。身体向右转90°，重心移至右腿，右脚踏实，右膝弯曲，左腿伸直，呈右弓步。左手从体前向上划弧，至左肩前，手心向右，指尖向上。右手向右后划弧，至右髋侧，手心向后，指尖向下。左手继续向前划弧，至右胸前，手心向右，指尖向前；右手向前伸出，手心向上，指尖向前，双手在右胸前交叉。右腿屈膝，左腿伸直，呈右弓步。双手在右胸前交叉，目视右前方。

（2）动作要领：重心在两腿之间平稳移动，虚步时脚跟着地，脚尖轻抬。双手划弧流畅，交叉时手心相对，指尖向前。双手上提时吸气，交叉时呼气。身体中正，不前倾后仰，脊柱挺直。目视前方，眼神专注自然。

19. 海底针

（1）动作分解：身体重心移至左腿，右脚脚尖着地，右腿屈膝下蹲，左腿伸直。双手向左前方划弧，掌心向下，指尖向前。身体向右转，重心移至右腿，左脚脚尖内扣，右腿屈膝半蹲，左腿伸直。双手随身体转动向右下按，掌心向下，指尖向前。身体继续向右转，重心后坐，左脚脚跟抬起，右腿屈膝半蹲，左腿伸直。双手向前伸，掌心相对，指尖向前。重心下沉，左脚脚跟落地，右腿屈膝半蹲，左腿伸直。双手下按至腹前，掌心向下，同时右手向下探针，指尖向下，目视右手指尖。

（2）动作要领：重心移转平稳，始终保持在两腿之间。双手上举时吸气，下按时呼气，呼吸自然流畅。屈膝下蹲时膝盖不超脚尖，左腿伸直时膝盖微屈，避免锁死关节。双手划弧要圆滑，下按时沉肩坠肘，右手探针时指尖向下，动作准确。保持脊柱挺直，身体中正，转体时腰部带动身体转动。目视右手探针的方向，保持专注。

20. 闪通臂

（1）动作分解：上体稍向右转，右手上提至体前，指尖向前，掌心向左；左手屈臂收举，指尖贴近右腕内侧；左脚收至右小腿内侧，脚尖点地。上体再稍向右转，左脚向前迈出一步，脚跟着地，两脚宽度约10厘米；两手开始翻掌分开，左臂向前推出，右臂屈肘上举。重心前移，左脚踏实，左腿屈膝呈左弓步，右腿自然蹬直；左手推至体前，与鼻尖对齐，手心向前；右手停于右额前上方，掌心斜向上，拇指朝下。

（2）动作要领：上体正直，不过于侧倾。弓步与推掌动作要同时完成，手脚配合协调，如同齿轮咬合。两臂上提时吸气，上步推掌时呼气。力量从脚底经腰部传递到手掌，左手向前推按，右手向上撑并微微向后引拉，眼看左手。

21. 转身搬拦捶

（1）动作分解：身体向左转体180°，左脚脚尖外摆，右脚脚跟抬起，重心移至左腿，右脚收至左脚内侧，脚尖点地，呈右虚步。双手向左前方划弧，左手至左胸前，掌心向内；右手下按至右髋侧，掌心向下。身体重心移至左腿，左腿屈膝半蹲，右脚脚尖外摆。双手随身体转动，左手向前推出，右手向后划弧至右肩前，掌心向上。身体向右转，重心移至右腿，左脚脚尖内扣，右腿屈膝半蹲，左腿伸直。右手向右前方搬出，掌心向上，指尖向前；左手向左下按，掌心向下，指尖向前。身体继续向右转，重心移至左腿，左腿屈膝半蹲，右腿伸直。左手向左前方拦出，掌心向下，指尖向前；右手向右前方击出，拳心向下，目视右拳。

（2）动作要领：转身和移重心时，保持身体的稳定性和平衡性，避免身体晃动。转身收脚时吸气，右转搬拳和左拦右击时呼气。右手搬拳时，要沉肩坠肘，力达拳面；左手拦出时，要舒展大方，力达掌根。屈膝下蹲时，膝盖不超过脚尖，保持腿部的稳定性和灵活性。身体中正，脊柱挺直。转体时，腰部带动身体转动，保持身体的协调性，目视右拳。

22. 如封似闭

（1）动作分解：身体重心后移至右腿，左脚尖翘起，右腿屈膝半蹲。同时，双手向前划弧后收，右手收至右胸前，掌心向内；左手收至左髋侧，掌心向下。身体向左转，重心移至左腿，左腿屈膝半蹲，右腿伸直。双手随身体转动向左前方合拢，右手至左肩前，左手至右肩前，掌心相对，指尖向前。身体继续向左转，重心前移，左腿屈膝呈左弓步，右腿自然蹬直。双手向前推出，掌心向前，指尖相对，同时身体微微前倾。重心后移至右腿，左脚尖翘起，右腿屈膝半蹲。双手向后划弧，右手收至右胸前，左手收至左髋侧，掌心向下，同时身体微微后仰，目视前方。

（2）动作要领：重心移动平稳，不可起伏过大，后坐和前推过程中，保持身体平衡。双手向前推出时呼气，双手向后收时吸气，呼吸要自然流畅，与动作协调一致。双手向前推出时，要沉肩坠肘，力达掌根；双手向后收时，要舒展大方，动作圆滑。屈膝下蹲时，膝盖不要超过脚尖，保持腿部稳定性和灵活性。左腿屈膝呈弓步时，膝盖要与脚尖垂直。身体中正，脊柱挺直，不可前俯后仰。转体时，腰部带动身体转动，保持身体协调性，目视前方。

23. 十字手

（1）动作分解：双脚与肩同宽，双手自然下垂，目视前方。双手向前上划弧至胸前交叉，右手在外，左手在内，掌心向内，指尖相对。双手从交叉处向两侧展开，掌心向下，指尖向外。双手从两侧回收至胸前，再次交叉，右手在外，左手在内。双手下落至体侧，恢复自然站立姿势。

（2）动作要领：动作连贯自然，避免僵硬。双手上提时吸气，外展时呼气，回收时吸气。身体正直，重心稳定。双手交叉时指尖相对，外展时掌心向下，回收时指尖相对，目视前方。

24. 收势

（1）动作分解：双手从体前缓慢下按至腹前，掌心向下。重心移至双脚之间，双腿伸直，双脚并拢。双手自然下落，于体侧垂放。身体正直，目视前方，呼吸平稳，放松身心。

（2）动作要领：动作平稳，呼吸自然。身体中正，重心稳定。放松全身，收心宁神。

三、易　筋　经

（一）功法简介

易筋经源于我国古代的导引术，其历史可以追溯到春秋战国时期，《庄子》中有记载"吹呴呼吸，吐故纳新，熊经鸟伸"等导引术。关于易筋经的创始人，普遍认为是由南天竺国（今印度）僧人达摩所传，根据《指月录》等文献记载，达摩曾向弟子们传授结合静坐与武术、导引术的独特修炼方法，可能是易筋经的前身之一。在易筋经的发展过程中，少林寺僧侣起到了关键作用，宋代及以后，以"达摩"名义撰写的《易筋经》书籍大量出现。清代咸丰年间的《内功图说》则记录了最早的十二势版本之一。现代"健身气功"易筋经"是21世纪初国家体育总局健身气功管理中心组织编创的健身气功新功法之一，保留了传统易筋经精髓的同时，更加注重科学性和普及性，使之成为一种易于学习且效果显著的健身方式。从功法名称看，强调通过特定的伸筋拔骨动作，配合呼吸、意念来加强筋骨的功能，从而有助于疏通经络，促进气血流通。

（二）功法套路

1. 预备式

（1）动作拆解：①两脚并拢站立，两臂自然下垂于身体两侧，五指自然并拢微屈，两眼平视前方，周身放松，身体中正，呼吸自然，目光内含，心平气和；②全身自上而下头、颈、肩、臂、胸、腹、臀、大腿、小腿、脚依次放松，躯体各关节及内脏放松，做到身无紧处，心无杂念，神意内收；③继而引气下行，依次内观天突、膻中、丹田、会阴、涌泉诸穴，自觉无限生机自足下涌出。

（2）动作要领：注意周身放松顺序由上及下，保持身体中正、呼吸自然，心平气和。

2. 韦驮献杵第一势

（1）动作拆解：①左脚侧开半步，两手松垂体侧；两臂徐徐前抬至前平举，至胸前，掌心相对，指尖向前。②屈肘回收立掌，合掌于胸前，尖向斜前上方约30°，合掌时掌根相对，与膻中穴同高，掌心含空，虚掖，躯干正直，头顶之百会穴与裆下之长强穴要呈一条直线；目视前下方，定心凝神。

（2）动作要领：立身期正直，环拱手当胸，气定神皆敛，心澄貌亦恭。

3. 韦陀献杵第二势（横担达摩杵）

（1）动作拆解：①接上势，足掌踏实，两膝微松；两肘抬起，两掌伸平，手指相对，掌心向下，掌臂约与肩呈水平。②两掌向前伸展，掌心向下，指尖向前。③两臂向左右分开至两侧平举，掌心向下，指尖向外，五指自然并拢，坐腕立掌；目视前下方。④吸气时胸部扩张，臂向后挺；呼气时，指尖内翘，掌向外撑。

（2）动作要领：足趾抓地，两手平开，心平气静，目瞪口呆。

4. 韦驮献杵第三势（掌托天门）

（1）动作拆解：①接上势，松腕，同时两臂向前平举内收至胸前平屈，掌心向下，掌与胸相距约一拳；②两掌掌心外旋，翻掌至耳垂下，掌心向上，虎口相对，两肘外展，约与肩平；③身体重心前移至前脚掌支撑，提踵，两掌上托至头顶，掌心向上，展肩伸肘；④下颌微收，舌抵上腭，咬紧牙关。

（2）动作要领：掌托天门目上观，足尖着地立身端。力周腿胁浑如植，咬紧牙关不放宽。舌可生津将腭舐，鼻能调息觉心安。

5. 摘星换斗势

（1）动作拆解：①接上势，两脚跟缓缓落地，两手握拳，变掌下落；②身体左转屈膝，右掌摆至左髋旁，左手掌背轻贴命门穴；③伸膝，身体右转，右掌摆至头顶右上方，屈肘、屈腕，指尖向内，右手中指尖垂直于肩髃穴，目视掌心，意守命门，呼吸自然；④深吸一口气，徐徐呼气，身体转正，左右交换，要求相同。

（2）动作要领：本式动作要求转身以腰带肩，以肩带臂，力发命门，引动真气。

6. 倒拽九牛尾势

（1）动作拆解：①前牵，左脚向左后侧方约45°撤步，右脚跟内转呈右弓步，同时左手内旋、后伸、握拳，右手向前上方划弧，前伸、握拳；②拽拉，重心后移，右臂外旋、左臂内旋，屈肘内收，目视右拳；③回位，重心前移，两臂放松，前后伸展；④反复3遍后，左脚上步，身体还原并步站立，然后右脚撤步，左右交换，要求相同。

（2）动作要领：①前牵动作注意侧后方撤步约45°；做前弓步，右手从右腰眼离开向上方划弧至与肩平时，左右手小指到拇指依次相握成拳，两拳心向上，右手稍高于肩。②拽拉动作时身体重心后移，后膝微屈，腰稍侧转，以腰带肩，以肩带臂，前臂外旋，后臂内旋，屈肘内收，呈螺旋劲，上身正直，塌腰收臀。③在练习收臂拽拉动作时应配合呼气，重心转移开始做前牵的动作时配合吸气。④练习时要注重意念的引导，想象自己正在倒拽九头牛尾的情景，增强练习效果和趣味性。

7. 出爪亮翅势

（1）动作拆解：①接上势，两臂侧平举，两臂环抱内收，两掌立于云门穴前；②展肩扩胸，两臂前推、瞪目，两臂前推时呈荷叶掌（为通臂拳之拳手型，拇指食指分开，自然伸直，其余三指微曲）；③松腕屈肘，收臂于云门穴，两臂回收时呈柳叶掌（通常拇指弯曲扣于虎口处，其余四指并拢伸直）。

（2）动作要领：推掌时自然呼气，意念活动要求先轻如推窗，后如排山；收掌时自然吸气，意念活动要求如海水还潮，通过意识导引，形与神合，引导全身气机的开合出入。

8. 九鬼拔马刀势

（1）动作拆解：①接上势，躯干先右转，左手在上，右手在下，右侧抱球，躯干左转，两臂分开，左手背贴于脊柱，右手中指按压耳廓，手掌抚按玉枕；②屈膝，向右侧弯腰右转，从右侧目视左后方；③身体直立，展臂、扩胸，右转，右手背贴于脊柱，左手中指按压耳廓，手掌抚按玉枕，目视右上方；④屈膝，向左侧弯腰左转，从左侧目视右脚跟。

（2）动作要领：动作对拔拉伸，尽量用力；身体自然弯曲转动，协调一致；展臂扩胸时自然吸气，松肩合臂时自然呼气。

9. 三盘落地势

（1）动作拆解：①接上势，两臂侧平举，左脚向左侧开步，屈膝下蹲，两掌于身体两侧下按，发"嗨"音；②缓缓起身，翻掌上托，配合吸气，反复3遍。

（2）动作要领：屈膝下蹲分3种高度：微蹲、半蹲、全蹲，应逐步加深，量力而行。下蹲与起身时，上体始终保持正直，不应前俯后仰。

10. 青龙探爪势

（1）动作拆解：①接上势，两手握固至腰间，拳贴于章门穴；②右臂侧举，屈肘、屈腕，右掌呈龙爪，躯干左转约90°，右掌左探；③身体左前屈，右掌下按至左脚外侧，躯干右转，右掌划弧至右脚外侧，缓缓起身，右手握固收于腰间。

（2）动作要领：目随爪走、意存爪心，下按转掌握固起身时，两膝伸直，缓缓立身。

11. 卧虎扑食势

（1）动作拆解：①右脚内扣，左脚回收呈丁步，两手握固于腰间；②左脚迈步呈左弓步；两拳向上提后变虎爪前扑，脊柱由腰至胸节节蠕动，两爪随势下按，后腿屈膝，前脚跟稍抬起，随后塌腰、挺胸、抬头、瞪目；③起身，左脚内扣，双手握固收于腰间。

（2）动作要领：脊柱蠕动与两爪下按前扑协调一致，塌腰挺胸、抬头瞪目时，腰背部呈反弓形。

12. 打躬势

（1）动作拆解：①接上势，起身，两臂外展至侧平举，屈肘掩耳，食指弹拨中指，击打枕部，做鸣天鼓7次；②躯干前俯，由头经颈椎、胸椎、腰椎、骶椎由上向下逐节缓缓牵引前屈，目视脚尖；③起身由骶椎、腰椎、胸椎、颈椎、头由下向上逐节缓缓牵引直立，十指扶按枕部，指尖相对。

（2）动作要领：①躯干前屈的顺序从头、颈、胸、腰、骶由上而下依次缓缓前屈，起身时则部位由下而上，缓缓起身；②第一遍身体前屈小于90°，第二遍前屈约，第三遍前屈大于90°，逐渐加深前屈力度。

13. 掉尾势

（1）动作拆解：①两臂前伸，屈臂、插掌、内旋、前推；②俯身、两掌下按，仰头，目视前方；③头向左后转，臀向左前扭；④摆正，头向右后转，臀向右前扭，如是反复3遍。

（2）动作要领：翻掌下按时塌腰、抬头；转头扭臀时，头与臀部做相向运动，目视尾闾，配合吸气、闭气几秒，摆正时配合呼气。

14. 收势

（1）动作拆解：①缓缓起身，两臂上举，配合吸气，缓缓下按腹前，配合呼气；②并步收势，意守片刻。

（2）动作要领：收势动作要舒缓，双手捧气导引下行至腹部后，以意念继续引导下行至足底，通过上肢的上抱下引动作，使气回归于小腹丹田内。

四、八 段 锦

（一）功法简介

八段锦是我国历史悠久的传统养生功法。据文献记载，早在北宋时期，八段锦就已广泛流传。至明代以后，诸多养生著作中可见到对该功法的记述，如《类修要诀》《遵生八笺》《保生心鉴》及《万育仙书》等经典著作均收录了这套功法。八段锦之名，寓意其八节动作犹如华美锦绣，珍贵而完美，兼具祛病健身的效果。八段锦流派众多，主要分为"文八段"（坐式）和"武八段"（立式）两大类。其中，立式八段锦因其便于群众习练流传更为广泛。本节重点介绍清代梁世昌所编《易筋经图说》中的立式八段锦。八段锦功法以脏腑为纲，具有显著的调整脏腑功能功效。清末以歌诀形式生动总结了八段锦的功法特点及其功效："两手托天理三焦，左右开弓似射雕；调理脾胃须单举，五劳七伤往后瞧；摇头摆尾去心火，两手攀足固肾腰；攒拳怒目增气力，背后七颠百病消。"这一歌诀精炼地概括了八段锦每一节的动作要领及其对应的养生效果。

（二）功法套路

预备式　全身放松，自然站立，左脚横开，与肩同宽，脚尖朝前，目视前方；两臂外开，与髋相平；两膝稍弯，两掌内收于腹前，与脐同高，合抱成圆，掌心向内，指尖相距约10cm。要求端正身形，调匀呼吸，平心静气，做好准备。

第一式：两手托天理三焦

双手交叉于胸前，掌心向上，随后缓缓上举至头顶上方，同时双脚跟离地，脚尖点地，目视前方。此时，双手尽量向上伸展，感受三焦（上焦、中焦、下焦）的拉伸。随后，双手缓缓下落至胸前，双脚跟同时落地，恢复站立姿势。

第二式：左右开弓似射雕

站立姿势不变，双手握拳，掌心向前。随后，左脚向左前方迈出一步，呈左弓步；同时，左手向左前方推出，掌心向前，右手屈肘拉至右胸前，掌心向下，目视左手方向，此为左开弓。接着，身体右转，收回左脚，呈右弓步；同时，右手向右前方推出，掌心向前，左手屈肘拉至左胸前，掌心向下，目视右手方向，此为右开弓。左右开弓各一次。

第三式：调理脾胃须单举

站立姿势不变，双手掌心向上，置于腹前。随后，左手缓缓上举至头顶上方，掌心向上，同时右手下按至右髋旁，掌心向下，目视前方。此时，感受脾胃的拉伸和调理。接着，双手互换位置，右手缓缓上举至头顶上方，掌心向上，同时左手下按至左髋旁，掌心向下。

第四式：五劳七伤往后瞧

站立姿势不变，双手自然下垂于身体两侧。随后，身体缓缓左转，同时头部向后转动，目视左后方，感受颈部的拉伸。接着，身体右转，头部向后转动，目视右后方。

第五式：摇头摆尾去心火

站立姿势不变，双手叉腰。随后，身体缓缓前倾，同时头部向左摆动，感受颈部的拉伸和心火的去除。接着，身体右转，头部向右摆动。左右各一次。

第六式：两手攀足固肾腰

站立姿势不变，双手缓缓下落至身体两侧，随后身体前倾，双手尽量向下触摸地面或脚踝，感受腰部的拉伸和肾脏的固护。此时，双腿保持直立，不弯曲。触摸地面或脚踝后，双手缓缓上举至头顶上方，再缓缓下落至身体两侧，恢复站立姿势。

第七式：攒拳怒目增力气

站立姿势不变，双手握拳置于腰间，拳心向上。随后，左拳向前方猛击出，拳心向下，同时怒目圆睁，感受力量的释放。接着，收回左拳至腰间，再换右拳向前方猛击出，拳心向下，怒目圆睁。左右各一次。

第八式：背后七颠百病消

站立姿势不变，双手自然下垂于身体两侧。随后，双脚跟离地，身体向上挺拔，同时双手上举至头顶上方，掌心相对。接着，双脚跟迅速落地，身体随之微微震动，同时双手下落至身体两侧。此动作重复七次。

收势　两臂内旋90°，向两侧摆，与髋相平，掌心向后，屈肘内收，两掌相叠，覆于丹田，两臂自然下垂，两掌贴于体侧，目视前方。

（三）功法应用

八段锦可舒筋活络，强身健体。患者可有针对性选择其中一式或几式进行锻炼，如脾气虚者，可选择二、三式；心肾不交者，可选择五、六式；肝阳上亢者，可选用四、八式。心脑血管病者选用四式为宜；呼吸系统疾病者，多练习一、二、三、七式。

练习应循序渐进，以调畅气机，疏通气血，调节脏腑功能，有利于各种慢性疾病的康复。

五、五　禽　戏

（一）功法简介

五禽戏是古代传统导引养生功法的杰出代表，拥有深厚的历史底蕴。此功法是通过模仿五种动物——虎、鹿、熊、猿、鸟的动作而精心编创的导引术。模仿动物动作的养生方法，历史可追溯至汉代之前，例如《庄子·刻意》中有"熊经鸟申，为寿而已矣"的记述，表明古人早已认识到模仿动物动作可以养生。1973年，湖南长沙马王堆汉墓中出土的《导引图》帛书，更是提供了丰富的实物证据。这幅帛书上绘有四十四幅导引姿势，其中不乏模仿动物的姿势，如"龙登""鹞背""熊经"等，进一步印证了模仿动物动作在导引养生中的广泛应用。东汉时期的名医华佗，对前人的导引功法进行了系统总结与提炼，并创新性地将其组合成一套完整的套路，通过口授身传的方式广泛传播。然而，五禽戏最初并没有以文字形式流传，直到南北朝时期，陶弘景在其著作《养性延命录》中，才首次以文字形式记录了五禽戏的具体内容。随着时间的推移，五禽戏在传授过程中不断演变，逐渐形成了各具特色的流派，并流传至今。该功法通过模仿不同动物的形态、动作及气势，结合意念活动，不仅能舒筋通络、强健脏腑，还能使肢体关节更加灵活，从而达到养生的目的。

（二）功法套路

五禽戏每式可左右交换各做一次或数次，在每式结束后，做一两次侧举上提吸气、下按呼气的调息动作，以调匀呼吸，为下一式做准备。

起势　身体保持自然直立，双脚并拢，双臂自然下垂于身体两侧，目光平视前方，呼吸自然平稳。左脚迈出一步，与肩同宽，双手缓缓上提至胸前，再下按至关元穴，重复一次后准备开始。

1. 熊戏

（1）熊运：动作开始，双手模拟熊掌形态，掌心向下，放置于腹部前方。随后，以腰为轴，带动上半身顺时针方向缓慢转动一圈。在此过程中，双手随身体转动而自然摆动，形成画圆动作。完成一圈后，逆时针方向转动，双手动作同上。

（2）熊晃：身体重心向左移动，左腿微屈，带动身体向左前方晃动。同时，双手模拟熊掌，随身体晃动而摆动，形成左晃之势。随后，身体重心向右移动，右腿微屈，带动身体向右前方晃动，双手动作同上。熊晃的动作要连贯，重心转移要平稳，感受身体的晃动和平衡。

2. 虎戏

（1）虎举：站立姿势不变，双手握拳，拳眼朝上，放置于腹部前方。随后，双手握拳上提至胸前，同时吸气，感受胸部的扩张。接着，松开拳头，掌心向下展开，同时呼气，感受胸部的收缩。双手再握拳下拉至腹部前方，完成一次虎举动作。

（2）虎扑：虎扑动作开始，双手模拟虎爪形态，向前扑击。同时，身体前倾，膝盖微弯，形成扑击之势。随后，双手收回至腹部前方，身体也随之收回，准备下一次扑击。虎扑的动作要迅猛有力，但也要保持身体的稳定和平衡。

3. 猿戏

（1）猿提：动作开始，双手撮拢成猿钩状，放置于腹部前方。随后，耸肩缩脖，重心上提，同时吸气。接着，双肩下沉，重心下落，同时呼气。猿提的动作要连贯流畅，感受肩颈部的拉伸和放松。

（2）猿摘：动作模拟猿猴摘果的情景。站立姿势不变，左手向后上方抬起模拟猿猴摘果的动作，同时右手向前下方伸出准备接住果实。随后，左右手交替进行摘果动作。

4. 鹿戏

（1）鹿抵：动作开始，左脚向前迈出一步，重心前移。同时，双手模拟鹿角前伸，形成抵抗之势。随后，身体重心后移，左腿收回至起始位置，双手也随之收回。鹿抵的动作要稳健有力，感受腿部的伸展和收缩以及腰部的扭转。

（2）鹿奔：动作模拟鹿奔跑的情景。站立姿势不变，双脚交替向前迈出大步，同时双手模拟鹿角前伸后收，形成奔跑之势。鹿奔的动作要连贯流畅，步伐稳健有力。

5. 鸟戏

（1）鸟伸：动作开始，双手上举至头顶上方模拟鸟展翅飞翔的姿态。同时，身体前倾，耸肩缩颈形成鸟伸之势。随后双手下落至体侧恢复站立姿势。鸟伸的动作要舒展大方，感受身体的拉伸和放松。

（2）鸟飞：动作模拟鸟飞翔的情景。站立姿势不变，双手模拟鸟翼展开左右交替上举，同时双腿交替抬起，形成飞翔之势。鸟飞的动作要轻盈灵动，感受身体的轻盈和自由。

收势　双手从头顶缓缓下按至丹田，再向外划弧，交拢于腹前，闭目养神，呼吸调匀后，双手搓热浴面，最后双手自然下垂，双脚并拢，恢复起始站立姿势。

第四节　传统运动养生保健实训

📋 案例

患者，男，45岁，程序员，长期伏案工作，每日工作10小时以上。

主诉：近半年反复出现颈肩部僵硬疼痛，头晕目眩，右手麻木，睡眠质量差，易疲劳。

现病史：面色萎黄，肌肉紧张，舌质暗红、苔薄白，脉弦细。康复评定：视觉模拟评分法（VAS）疼痛评分7分；颈椎活动度前屈30°，后伸15°；匹兹堡睡眠质量指数（PSQI）16分；颈部深层屈肌耐力测试0.5分钟。影像检查结果：颈椎X线显示颈椎生理曲度变直，C4-C6椎体后缘骨质增生。西医诊断：颈椎病（神经根型）；中医诊断：痹证（气滞血瘀，肝肾不足）。

实训目的

1. 通过案例分析，理解实际工作中中医养生保健技能传统运动养生的重要性。
2. 掌握传统运动养生保健的方案和制定传统运动处方的方法、技巧。
3. 能对常见案例制定适宜的传统运动保健指导方案。
4. 具有中医传统运动养生保健宣教的健康意识。

一、案例解析

（一）病因分析

1. 劳损过度　长期低头伏案，颈部筋肉劳损，气血运行受阻，形成"不通则痛"。

2. 肝郁气滞　工作压力大，肝失疏泄，气机郁滞，加重筋脉拘急。

3. 肝肾亏虚　患者年过四旬，《素问》云"五八肾气衰"，肝肾精血不足，筋骨失养。

（二）病机演变

长期劳损导致颈部督脉、膀胱经气血瘀滞，局部形成"筋结"，压迫神经根出现手麻；肝肾亏虚使髓海失养，引发头晕；肝郁化火扰动心神，导致失眠。

二、制定方案

以"舒筋活络、调畅气机、补益肝肾"为总则，练习易筋经、站桩功等传统功法，配合呼吸吐纳与情志调节。

传统运动养生方案的实施过程分为三个渐进阶段，每个阶段均设有明确的康复目标和强度调控。在初期阶段（1～2周），以低强度运动为主，可选择易筋经"掌托天门势""摘星换斗势""九鬼拔马刀势"，重点通过温和的导引动作松解颈肩部筋结，缓解急性疼痛症状，为后续训练奠定基础。进入中期阶段（3～6周）后，逐步提升至中等运动强度，着重通过具有牵伸效应的传统功法疏通经络，同时增强颈肩部肌肉力量，改善脊柱稳定性，功法在前期练功基础上完整练习健身气功易筋经，并配合睡前练习三圆式站桩功十分钟。最后的巩固阶段（7～12周），则采用适度强化的复合训练，通过动静结合的站桩结合易筋经功法固本培元，在强化肝肾功能、矫正颈肩部姿势的同时，逐渐延长站桩功练习时间，加强情绪和睡眠调整，最终达成预防复发和整体调养的长期健康目标。这种阶梯式进阶设计既符合"急则治标，缓则治本"的中医治疗原则，又契合现代运动康复的渐进超负荷原理。量效控制标准：初期以微汗为度，中期达到呼吸加深但不急促，后期可适度增加至面色红润。

三、实 训 操 作

（一）初期阶段

1. 环境安静、避风，衣着宽松舒适。

2. 功法组合

（1）热身导引（10分钟）：①苍龟缩颈，缓慢收缩颈部至极限，配合吸气；缓慢伸展颈部配合呼气，重复8次。②仙鹤揉肩：双手搭肩画圆，前转后转各16次，重点刺激肩井穴。

（2）易筋经精选式（10分钟每组，每天3组）：①掌托天门势（10遍为一组）；②摘星换斗势：缓慢转颈，配合眼神追踪（左右各一为1次，10次为一组）；③九鬼拔马刀势：缓慢扭转颈部至极限，配合牵伸和弯腰（左右各一为1次，10次为一组）。

（二）进阶阶段

1. 慢跑热身运动10分钟。

2. 第3周开始练习拉伸强度更大的健身气功易筋经十二势，每日至少一遍，逐渐增加。

3. 晚间调理（睡前30分钟）三圆式站桩功练习，注意调身、调息、调心，开始每次10分钟，逐渐延长。注意对患者在练功中容易出现的走神、胸闷、烦躁不安等状态进行正确的指导和纠正，让患者领会调身是矫正颈椎姿势，调息是缓和情绪，帮助其在练功中保持情绪稳定，调心是发现自己精神状态存在的问题并进行矫正的过程，通过练习意守丹田，对自己的身体状态产生觉知、摒弃批判、活在当下，从而实现精神内守、身心合一。

（三）巩固阶段

1. 每日练习易筋经十二势，早、中、晚各一遍。

2. 三圆式站桩功延长至中午半小时、睡前半小时，身体放松、呼吸深长缓慢、意守丹田。

四、禁 忌 证

急性发作期禁用旋转类动作；椎动脉型颈椎病慎用后仰动作；练习后出现手麻加重需立即调整。

五、预 期 目 标

通过12周系统训练，预期达到：VAS评分从7分降至3分以下；颈椎活动度恢复至前屈45°，后伸35°；PSQI睡眠指数下降到12分以下；颈部深层屈肌耐力测试达到2分钟。

总之，本方案在中医整体观指导下，通过传统功法的三维空间运动，重建颈椎动力平衡，实现"筋柔骨正，气血自流"的康复目标。

？ 思 考 题

1. 结合中医五行学说，分析五禽戏中各功法的五行属性及其对相应脏腑的调理作用。

2. 如何根据三因制宜的原则选择适合自己的传统运动养生保健方式？

3. 沉肩坠肘的含义和动作要领是什么？

本章数字资源

第八章 体质与养生保健

体质乃先天禀赋与后天调摄共同铸就的生命基石，是人体健康状态的"先天基因密码"。《灵枢·寿夭刚柔》言："人之生也，有刚有柔，有弱有强。"揭示了个体体质差异的客观性与养生方案的独特性。

第一节 体质学说与养生

一、体 质

体质是人体生命过程中在先天遗传和后天获得的基础上，所形成的形态结构、生理功能和心理状态方面综合的、相对稳定的固有特质，表现为人在生长、发育过程中与自然、社会环境相适应的人体个性特征。体，指身体、形体、个体；质，指素质、质量、性质。具体包括人的身体形态、新陈代谢功能、身体素质、运动能力、心理状态、对环境的适应能力和抵抗力等。

体质是先天、后天共同作用的结果，既有遗传因素，又受外界环境、年龄、性别及生活习惯等各方面的影响。体质具有相对稳定的特性，个体体质的形成需要一个较长的过程。体质没有优劣之分，只是人在自然、社会人文环境作用下形成的相对稳定的特性或状态。

二、偏 颇 体 质

偏颇体质包括气虚质、阴虚质、阳虚质、痰湿质等，从字面看与证颇为相似。但体质研究的是健康和病前范畴，是人体处于未病或欲病状态下所表现出的气血阴阳的偏颇，与遗传密切相关，具有相对稳定性，形成需要较长时间；中医证候研究的是病理状态，是人体疾病状态下脏腑气血阴阳盛衰情况，是暂时的，病愈后就会消失，且证往往瞬息万变。

偏颇体质与证也有联系：特定体质易受某些病因或病理产物的影响。因此，体质因素决定了疾病的发生、证型、转归及预后，在疾病治疗中要考虑体质因素。

三、体质与养生

中医养生主张因人、因时、因地制宜，总的原则是协调阴阳、顺应自然、谨慎起居、和调脏腑、通畅经络、形神共养等，具体包括精神调摄、运动调养、饮食调养、起居调护等措施。中医学因人制宜的思想，落实到养生即为"因人施养""因体施保"。养生应根据不同的体质类型，实施个体化保健。

第二节 体质的形成与分类

一、体质形成与发展的影响因素

人体禀受于先天，长养于后天，体质的形成受先天、后天两类因素影响。先天因素主要包括遗传、婚育和养胎、胎教，共同决定体质的相对稳定性；后天因素主要包括饮食营养、生活起居、精神情绪及自然环境、社会环境等，对体质的形成和发展变化具有重要影响。另外，年龄、性别对体质的影响也不可忽视。

1. 先天禀赋　先天禀赋与遗传是决定与影响体质形成和发展的重要因素。先天禀赋是导致体质差异的重要内在条件，是各种体质形成和发展、变化的内在因素。《灵枢·寿夭刚柔》云："人之生也，有刚有柔，有强有弱，有短有长。"受先天禀赋的影响，人刚出生时体质就存在差异，种族、民族、家族和孕育因素对中医体质均有重要影响。由于遗传和生活环境、生活习惯的不同，不同种族可形成不同的体质特征，如在北京的美国、加拿大籍高加索人群其偏颇体质类型与中国人群存在差异，高加索人群阳虚质较多，我国民众则气虚质较多。不同民族的中医体质分布也存在差异，如苗族以痰湿质、气郁质、气虚质较为常见，水族则以湿热质、血瘀质、气虚质较为常见，布依族中气虚质、阴虚质、阳虚质较为常见，而汉族中痰湿质、湿热质、血瘀质较为常见。人的生殖功能随着年龄增大而呈从盛至衰的自然过程，父母生殖之精的质量、生育年龄均直接影响子代的体质状况。

2. 环境因素　自然环境、社会环境、人文环境对体质的形成与发展有一定的制约作用，在个体体质发展过程中，生活条件、饮食结构、地理环境、季节变化以及社会文化因素都会产生一定的影响，有时甚至可起到决定性作用。自然环境如气候、地理环境等因素，会影响体质，故体质分布有明显的地域差异，如东部和北部气虚质、阳虚质较多，西部气虚质、阴虚质、痰湿质较多，南部湿热质较多。研究表明，广州地区的平和质比例低于北京地区，而湿热质、痰湿质、阳虚质等比例高于北京地区。

3. 心理因素　体质包括生理和心理两方面，两者均在先天禀赋与后天各种因素相互作用下逐渐形成，存在相对稳定的特异性联系。中医学认为，构成人体的形和神不可分割，"形神统一"思想在中医体质学说中体现为：有一定的形（体质）必定有影响它的神存在。神生于形，形主宰于神，神依附于形，神明则形安。形与神在人体相互依附、不可分割，密切相关。形体健壮则精神旺盛，生命活动正常；形体衰弱则精神衰弱，生命活动异常；形体衰亡，生命也宣告终结。

4. 年龄因素　体质是按照年龄时相展开的生命过程，分为若干阶段，同时还存在个体差异。体质与年龄关系十分密切，人的一生在不同的年龄阶段呈现出与之相应的体质特征，如幼儿期"稚阴稚阳"、青年期"气血渐充"、壮年期"阴阳充盛"、老年期"五脏衰弱"。

5. 性别因素　不同性别解剖结构不同，在生理特征上也有各自的特点，如男子以气为重，女子以血为先，这在男女的偏颇体质中有所体现。

二、体质的分类

知识链接

　　阴虚质、湿热质、气郁质、特禀质等偏颇体质与15～24岁年龄段关联性较强，平和质与25～44岁年龄段关联性较强，阳虚质、气虚质等虚性体质与45岁以后的年龄段关联性较强。其他研究亦表明，随着年龄增长，平和质比例逐渐减少，偏颇体质尤其是气虚质和血瘀质呈逐渐增加的趋势，气虚质、阳虚质、血瘀质占比随年龄增加而增加。

1. 平和质　阴阳气血调和，以体态适中、面色红润、精力充沛等为主要特征的一种体质类型。先天禀赋良好，后天调养得当。体形匀称健壮，面色、肤色润泽，头发稠密、有光泽，目光有神，鼻色明润，嗅觉通利，唇色红润，不易疲劳，精力充沛，耐受寒热，睡眠良好，胃纳佳，二便正常，舌淡红，苔薄白，脉和缓有力。性格随和开朗，对自然环境和社会环境适应能力较强，平素患病较少。

2. 气虚质　元气不足，以疲乏、气短、自汗等气虚表现为主要特征的体质类型。主要由先天禀赋不足，后天失养，如孕育时父母体弱、早产、人工喂养不当、偏食、厌食，或病后气亏、年老气弱等导致。肌肉松软不实，平素语音低弱，气短懒言，容易疲乏，精神不振，易出汗，舌淡红，舌边有齿痕, 脉弱。性格内向, 不喜冒险, 易患感冒、内脏下垂等疾病, 病后康复缓慢, 不耐受风、寒、暑、湿邪。

3. 阳虚质 阳气不足, 以畏寒怕冷、手足不温等虚寒表现为主要特征的体质类型。主要由先天不足, 或后天失养, 如孕育时父母体弱, 或年长受孕, 早产, 或年老阳衰等导致。肌肉松软不实, 平素畏冷, 手足不温, 喜热饮食, 精神不振, 舌淡胖嫩, 脉沉迟。性格多沉静、内向, 易患痰饮、肿胀、泄泻等病, 感邪易从寒化, 耐夏、不耐冬, 易感风、寒、湿邪。

4. 阴虚质 阴液亏少, 以口燥咽干、手足心热等虚热表现为主要特征的体质类型。主要由先天不足, 如孕育时父母体弱, 或年长受孕, 早产等, 或后天失养, 纵欲耗精, 积劳阴亏, 或曾患出血性疾病等导致。体形偏瘦, 常见手足心热, 口燥咽干, 鼻微干, 喜冷饮, 大便干燥, 舌红少津, 脉细数。性情急躁, 外向好动, 活泼, 易患虚劳、失精、不寐等病, 感邪易从热化。耐冬、不耐夏, 不耐受暑、热、燥邪。

5. 痰湿质 痰湿凝聚, 以形体肥胖、腹部肥满、口黏、苔腻等痰湿表现为主要特征的体质类型。主要由先天遗传, 或后天过食肥甘等导致。体形肥胖, 腹部肥满松软, 常见面部皮肤油脂较多, 多汗且黏, 胸闷, 痰多, 口黏腻或甜, 喜食肥甘厚味, 苔腻, 脉滑。性格偏温和、稳重, 多善于忍耐, 易患消渴、中风、胸痹等病。对梅雨季节及湿重环境适应能力差。

6. 湿热质 湿热内蕴, 以面垢油光、口苦、苔黄腻等湿热表现为主要特征的体质类型。主要由先天禀赋, 或久居湿地, 喜食肥甘, 或长期饮酒, 湿热内蕴等导致。形体中等或偏瘦, 常见面垢油光, 易生痤疮, 口苦口干, 身重困倦, 大便黏滞不畅或燥结, 小便短黄, 男性易阴囊潮湿, 女性易带下增多, 舌质偏红, 苔黄腻, 脉滑数。容易心烦急躁, 易患疮疖、黄疸、热淋等病, 对夏末秋初湿热气候、湿重或气温偏高环境较难适应。

7. 血瘀质 血行不畅, 以肤色晦暗、舌质紫暗等血瘀表现为主要特征的体质类型。主要由先天禀赋, 或后天损伤, 忧郁气滞, 久病入络等原因导致。胖瘦均可见, 常见肤色晦暗, 色素沉着, 容易出现瘀斑, 口唇暗淡, 舌暗或有瘀点, 舌下络脉紫暗或增粗, 脉涩。易烦、健忘, 易患癥瘕及痛证、血证等, 不耐受寒邪。

8. 气郁质 气机郁滞, 以神情抑郁、忧虑脆弱等气郁表现为主要特征的体质类型。主要由先天遗传, 或因精神刺激、暴受惊恐、所欲不遂、忧郁思虑等原因导致。形体瘦者为多, 常见神情抑郁, 情感脆弱, 烦闷不乐, 舌淡红, 苔薄白, 脉弦。性格内向不稳定, 敏感多虑。易患脏躁、梅核气、百合病及郁证等, 对精神刺激适应能力较差, 不适应阴雨天气。

9. 特禀质 禀赋不耐, 以过敏反应等为主要特征的一种体质类型。主要由先天禀赋不耐、遗传等, 或环境因素、药物因素等原因导致。常见哮喘、风团、咽痒、鼻塞、喷嚏等, 容易伴随焦虑、紧张, 易患哮喘、荨麻疹、变应性鼻炎及药物过敏等, 对易致敏季节适应能力差, 易引发宿疾。

考点与重点 体质的分类及其特点

第三节 偏颇体质养生方法

一、气 虚 质

1. 精神调养 气虚体质之人在日常生活中, 应振奋精神, 逐渐培养乐观豁达的生活态度。保持平和心态, 避免过度思虑、精神紧张。当烦闷不安, 情绪不佳时, 可聆听音乐, 欣赏戏剧, 观看幽默的相声或小品, 以消除烦恼, 振奋精神。

2. 饮食调养 饮食以选择性质平和而偏温补的食物为佳, 如常食粳米、糯米、小米、黄米、大麦、山药、籼米、小麦、马铃薯、大枣、胡萝卜、鸡肉、鹅肉、兔肉、鹌鹑、牛肉、青鱼、鲢鱼等。若气虚甚，可选用"人参莲肉汤"补养。不宜多食生冷、黏滑、苦寒、辛辣刺激性食物，少食油腻及不易消化的食物。

3. 体育锻炼 气虚体质者体能、耐力常显不足，故以选择较为柔缓的锻炼方式为宜，如广播操、太极拳、散步、慢跑、按摩四肢及胸腹等，有利于纠正体质、增强身体素质。气功可练"六字诀"中的"吹"字功。如运动强度过大、运动时间过久，则易出现疲劳、汗出、气短喘促等正气耗散之象，加重气虚，故应防止过度运动。

4. 药物调养 气虚之人可选用味甘、性温，具有健脾益气作用的药物，如人参、黄芪、茯苓、白术、大枣、山药等。气虚明显者加用补气方剂，偏于脾气虚常见纳呆、腹胀者，宜选四君子汤、参苓白术散或人参健脾丸、补益资生丸等；偏于肺气虚经常感冒者，宜选补肺汤、玉屏风散；偏于肾气虚有夜尿频多者，可选肾气丸。

二、阳 虚 质

1. 精神调养 阳虚体质之人善于运用多种方法振奋精神，调节情绪，消除或减少不良情绪的影响。如可采用歌舞的方法，结合肢体舞蹈和歌曲演唱调动活力，提升阳气，振奋精神。

2. 饮食调养 应多食味甘、辛，性温热，具有温补作用的食品，如羊肉、鸡肉、麻雀肉、黄鳝、樱桃、龙眼肉、生姜、大葱、韭菜、辣椒等。此类食物可温脾补肾，温阳化湿，有利于改善阳虚体质。根据"春夏养阳"的法则，夏日三伏，每伏可食附子粥或羊肉附子汤一次，配合天地阳旺之时，以壮人体之阳。不宜多食生冷、苦寒、黏腻的食物。即使盛夏，也不可过食寒凉之物，而生姜、羊肉等温热食物反宜多食，正所谓"冬吃萝卜夏吃姜"。饮料以白开水为主，不宜饮用凉茶及可乐等碳酸饮料。

3. 体育锻炼 因"动则生阳"，故阳虚体质之人要加强体育锻炼，宜采取以振奋、提升阳气的运动锻炼方式。具体项目可视体力强弱而定，如散步、慢跑、太极拳、五禽戏、八段锦、内养操、工间操、球类活动和各种舞蹈活动等。在运动的同时，可结合做日光浴、空气浴以强壮卫阳。气功方面，可坚持做强壮功、站桩功、保健功、长寿功等功法。阳虚之人要选择在温暖明媚的天气进行户外锻炼，不宜于阴冷天气或潮湿之地进行长时间运动锻炼。运动量不宜过大，运动形式不宜过激、过猛，切忌大汗淋漓，否则大汗伤阳，加重阳虚。

4. 药物调养 可选用补阳祛寒、温养肝肾之品，常用药物有鹿茸、海狗肾、蛤蚧、冬虫夏草、巴戟天、淫羊藿、仙茅、肉苁蓉、补骨脂、胡桃、杜仲、续断、菟丝子等，方药可选用金匮肾气丸、右归丸、全鹿丸等。若偏心阳虚者，宜桂枝甘草汤加肉桂常服，虚甚者可加人参；若偏脾阳虚者，选择理中丸或附子理中丸；脾肾两虚者可用济生肾气丸。慎用甘寒、苦寒药物。

三、阴 虚 质

1. 精神调养 阴虚体质之人应遵循"恬淡虚无"精神内守"之养神大法。平素加强自我修养，阅读书籍提高涵养，聆听优雅和缓的古典音乐，养成冷静、沉着的习惯。学会控制情绪，在生活和工作中，对非原则性问题少与人争，以减少激怒。尽量避免参加争胜负的文娱活动，减少上网频率，缩短在线时间。注意节制欲念，保持平和心态，以保精养神。

2. 饮食调养 饮食调理以保阴潜阳为原则，宜食用芝麻、糯米、蜂蜜、乳品、甘蔗、蔬菜、水果、豆腐等清淡之品，并着意食用寒凉清润之沙参粥、百合粥、枸杞粥、桑椹粥、山药粥等。条件许可者，可食用燕窝、银耳、海参、淡菜、龟肉、蟹肉、冬虫夏草、老雄鸭等。不宜食用温燥、辛辣、香浓的食物，如葱、姜、蒜、韭、薤、椒等。饭菜以蒸煮为主，不宜采用油煎、油炸、烧烤等烹调方式。

3. 体育锻炼 阴虚体质者，阳气偏亢，应尽量避免剧烈、耗氧量大的运动方式，以防汗出过多，耗损气阴。着重调养肝肾功能，以太极拳、八段锦等平缓柔和的锻炼方式较为适合。静气功锻炼，如固精功、保健功、长寿功等可调节人体气血经络，交通心肾，保精养神，有利于改善阴虚体质。

4. 药物调养 可选用滋阴清热、滋养肝肾之品，如女贞子、五味子、墨旱莲、麦冬、天冬、黄精、玉竹、玄参、枸杞子、桑椹、龟甲等诸药。常用方剂有六味地黄丸、大补阴丸等。由于阴虚体质又有肾阴虚、肝阴虚、肺阴虚、心阴虚等不同，故应根据阴虚部位和程度而调补之，如肺阴虚，宜服百合固金汤；心阴虚，宜服天王补心丸；脾阴虚，宜服慎柔养真汤；肾阴虚，宜服六味地黄丸；肝阴虚，宜服一贯煎。慎用辛温燥烈方药。

四、痰　湿　质

1. 精神调养　痰湿体质者要调节心境，以主动积极的心态面对生活和工作，多与家人和朋友沟通，可多听欢快、令人愉悦的音乐，观看喜剧或励志的影视作品。

2. 饮食调养　饮食以清淡为主，常食用具有健脾利湿、化痰降浊的食物，如薏苡仁、赤小豆、绿豆、白萝卜、荸荠、枇杷、白菜、芹菜、扁豆、蚕豆、包菜等。尽量减少肉类、海鲜等肥甘厚味之品的摄入。

3. 体育锻炼　痰湿之体质，多形体肥胖，身重易倦，故应长期坚持体育锻炼，散步、慢跑、球类、武术、八段锦、五禽戏以及各种舞蹈均可选择。活动量应逐渐增强，让疏松的皮肉逐渐转变成结实、致密之肌肉。气功方面，以站桩功、保健功、长寿功为宜，加强运气功法。

4. 药物调养　痰湿之生与肺、脾、肾三脏关系最为密切，故药物调养以调补肺、脾、肾三脏为重点。若因肺失宣降，津失通调，液聚生痰者，当宣肺化痰，方选二陈汤；若因脾不健运，湿聚成痰者，当健脾化痰，方选六君子汤或香砂六君子汤；若肾虚不能制水，水泛为痰者，当补肾化痰，方选金水六君煎。

五、湿　热　质

1. 精神调养　湿热体质之人平日要加强道德修养和意志锻炼，培养良好的性格，如常读古代文学经典，聆听古典音乐，陶冶情操，沉静心智。有意识控制情绪，遇到可怒之事，用理性克服情感上的冲动。

2. 饮食调养　饮食以清淡为主，主食多选择薏苡仁、赤小豆、绿豆、大米等清热利湿之品。可多食蔬菜、水果，如空心菜、苋菜、芹菜、丝瓜、苦瓜、黄瓜、莲藕等。少食油炸、烧烤及肥甘滋腻、助湿生热的食物。忌辛辣燥烈食物，如辣椒、蒜、姜、葱等。另外，牛肉、鸡肉、鹿肉等温阳食物宜少食用。酒性辛热上行，湿热之人力戒酗酒。

3. 体育锻炼　积极参加体育活动，可经常进行大运动量锻炼，因适当汗出可使湿热邪气有外泄之机，游泳锻炼是首选项目。此外，跑步、武术、球类等，也可根据爱好进行选择。

4. 药物调养　可以常用黄连、黄芩、茵陈、苦丁茶等以沸水泡服代茶饮。大便黏滞不爽者，可用荷叶、丝瓜络等泡水代茶饮。心烦易怒，口苦目赤者，宜服龙胆泻肝丸。

六、血　瘀　质

1. 精神调养　血瘀体质之人应培养积极、乐观的生活态度，精神愉快则气血和畅，营卫流通，有利于血瘀体质的改善。反之，苦闷、忧郁则可加重血瘀倾向。

2. 饮食调养　可常食桃仁、油菜、山慈菇、黑大豆、山楂、玫瑰花等具有活血祛瘀作用的食物，米酒、黄酒和红酒等低度酒可少量常饮。

3. 体育锻炼　气血贵在流通，"不通则痛"，血瘀体质之人常有身体疼痛。可加强体育锻炼，通过运动促进气血流通，达到活血化瘀、通经止痛之效。如各种舞蹈、太极拳、八段锦、站桩功、长寿功、内养操、保健按摩术，均可实施，总以全身各部都能活动，以助气血运行为原则。

4. 药物养生　可选用活血化瘀药物，如红花、桃仁、丹参、川芎、当归、三七、续断、茺蔚子等。瘀血明显者，可选用四物汤、桃红四物汤等活血化瘀的方剂；如有肢体关节疼痛者，可选用活络效灵丹；胸痹者，服用丹参滴丸、血府逐瘀胶囊；痛经者，选择少腹逐瘀丸、艾附暖宫丸。

七、气　郁　质

1. 精神调养　气郁体质之人应主动寻求快乐，多参加社会活动、集体文娱活动。经常与家人或朋友聊天、谈心，常看喜剧、滑稽剧，听相声，以及具有鼓励、激励作用的影视作品。多听轻松、开朗、激动的音乐。多读轻松愉悦的书籍，以培养开朗、豁达的性格。在名利上不计较得失，知足常乐。与他人相处，要宽以待人，遇到问题不苛责他人。长此以往，逐渐培养起乐观、豁达、宽容的情操，气郁之体亦可得以改善。

2. 饮食调养　可少量饮酒，以活血通脉，提高情绪。多食一些具有行气作用的食物，如佛手、橙子、柑皮、荞麦、韭菜、茴香菜、大蒜、高粱、刀豆、香橼等。

3. 体育锻炼　多参加体育锻炼及旅游活动，因体育和旅游活动均能运动身体，流通气血，既欣赏自然美景，调节精神，呼吸新鲜空气，又能沐浴阳光，增强身体素质。气功方面，以强壮功、保健功、站桩功为主，着意锻炼呼吸吐纳功法，以开导郁滞。

4. 药物调养　可常以玫瑰花、佛手花等具有解郁作用的花类泡茶。选用香附、乌药、川楝子、小茴香、青皮、郁金等疏肝理气解郁药为主组成方剂调理，如逍遥丸、越鞠丸等。

八、特　禀　质

1. 精神调养　特禀质是由于先天禀赋不足或遗传等因素引起的特殊体质，对外界环境的适应能力较差，表现出自我封闭、自卑、焦虑、敏感、抑郁等心理反应。因此，在情志调摄上，多与他人交流，时常阅读励志书籍，培养积极向上的人生观。

2. 饮食调养　特禀质者应根据自身实际情况制定相应的保健食谱。其中，过敏体质者应避免食用致敏食物，饮食以清淡为主，忌食生冷、辛辣、肥甘厚腻之品。慎用牛奶、蚕蛹、螃蟹、大虾等异体蛋白食物。

3. 体育锻炼　根据各种特禀体质的宜忌，选择有针对性的运动锻炼项目，逐渐改善体质。如对花粉过敏者，应避免春季在户外长时间运动；对冷空气过敏者，不宜在寒冷环境中锻炼；对紫外线过敏者，避免在强光下暴晒等。以上过敏体质者，可选择在室内进行太极拳、瑜伽等和缓的运动锻炼方式

4. 药物养生　可服用党参、黄芪、甘草、当归、何首乌等补益气血的药物。肺气亏虚，易患变应性鼻炎者可选用玉屏风散；精血不足，易患荨麻疹者，可服用消风散以养血息风。

第四节　体质与养生保健实训

📋 案例

患者，女，35岁，教师。

主诉：经常感到疲乏无力，说话声音低微，稍微活动就气喘吁吁，容易出汗，且感冒频繁，每次感冒后恢复时间较长。

现病史：日常精神状态不佳，工作时注意力难以集中，食欲一般，消化功能较弱，大便溏稀。舌淡红，舌边有齿痕，脉弱。中医诊断：气虚质。西医诊断：无明显器质性病变。

实训目的

1. 通过案例分析，理解中医养生保健中依据不同体质进行养生的重要性。

2. 掌握针对不同体质的养生方案及相应的养生方法和技巧。

3. 能根据常见体质案例制定适宜的养生保健指导方案。

4. 树立依据体质进行中医养生保健的健康意识。

一、案　例　解　析

基于症状表现、查体结果与辅助检查，患者被诊断为气虚质：主要是由于元气不足，导致身体各项功能相对较弱，卫外功能不固，从而容易出现疲劳、多汗、易感冒等症状。同时，脾胃运化功能也受到影响，出现消化功能弱、大便溏稀等表现。

二、制　定　方　案

针对气虚质的体质调理方案，主要通过饮食、运动、艾灸、穴位按摩等方法补益气虚，增强身体机能。以下是具体的体质调理方案。

1.饮食　多食用具有补气作用的食物。

（1）推荐食物：粳米、糯米、山药、大枣、鸡肉、牛肉等。可制作山药红枣粥、黄芪炖鸡等药膳食用。

（2）饮食禁忌：少食生冷、黏滑、苦寒、辛辣刺激性食物，如苦瓜、冷饮、辣椒等；减少油腻及不易消化食物的摄入。

2.运动　选择较为柔缓的运动方式，避免过度劳累。推荐运动：太极拳、八段锦、散步等。以太极拳为例，每次练习30～45分钟，每周练习3～5次。

3.艾灸　艾灸是温阳补气的有效方法之一。

（1）选择穴位：足三里、气海、脾俞、肺俞。

（2）操作方法：将点燃的艾条悬于穴位上方2～3cm处，以局部感到温热而不烫为宜。每次选择2～3个穴位施灸，每个穴位艾灸10～15分钟。每周2～3次，连续3～4周为一个疗程。

4.按摩疗法　通过按摩特定穴位，可促进气血运行，增强脏腑功能。

（1）足三里：位于小腿外侧，犊鼻下3寸，犊鼻与解溪连线上。用拇指指腹按压，力度适中，每次按压3～5分钟，每天可进行2～3次。

（2）气海：在下腹部，脐中下1.5寸，前正中线上。用手掌轻轻揉按，每次5～10分钟，早晚各1次。

三、实　训　操　作

1.艾灸实训

（1）穴位：足三里、气海、脾俞、肺俞。

（2）操作方法：将点燃的艾条悬于穴位上方2～3cm处，以感到温热而不烫为宜。每次选择2～3个穴位施灸，每个穴位艾灸10～15分钟。

2.穴位按摩实训

（1）足三里：位于小腿外侧，犊鼻下3寸，犊鼻与解溪连线上。用拇指指腹按压，力度适中，每次按压3～5分钟，每天可进行2～3次。

（2）气海：在下腹部，脐中下1.5寸，前正中线上。用手掌轻轻揉按，每次5～10分钟，早晚各1次。

医者 仁心

中医体质教学中的个性化健康观与社会责任培养

在体质与养生保健的教学设计里，可引导学生认识到体质差异体现了个体独特性，尊重个体的不同。通过学习养生保健知识，明白关注自身健康是对家庭、社会负责的表现。同时，传统中医的体质养生智慧彰显民族文化魅力，激发学生传承与弘扬传统文化的使命感，培养积极健康的生活态度与担当精神。

? 思 考 题

1. 举例说明先天禀赋对体质的影响。

2. 简述阴虚质的饮食调养原则及适宜食物。

3. 特禀质的人在体育锻炼时需要注意什么？

本章数字资源

第九章　临床养生应用

临床养生是中医"治未病"与"既病防变"理念的实践，亦是传统智慧与现代医学交融的枢纽。

第一节　治　未　病

"治未病"是中医学的重要思想之一，源自《黄帝内经》："是故圣人不治已病治未病，不治已乱治未乱，此之谓也。"强调在疾病尚未发生或处于萌芽状态时进行预防和调理。其核心思想是"未病先防，既病防变，瘥后防复"，即通过调整生活方式、饮食、情志等，增强人体正气，防止疾病的发生和发展。未病先防，治在未病之先；既病防变，治在发病之初；除邪务尽，使病愈、防止复发。治未病不仅关注身体健康，还注重心理和社会适应能力的平衡，是全面的健康管理理念。

治未病体现了中医"以人为本，天人合一"的整体观，强调人与自然和谐共生。在实践中，治未病不仅依赖于医生的指导，更需要个体的积极参与和自我调养，通过内外兼修，达到身心和谐、预防疾病的目的，这一理念在现代社会依然具有重要的指导意义。

治未病包括未病先防和既病防变。未病先防强调在身体还未出现症状时，采取一系列措施来维护健康，预防疾病的发生。包括调整生活习惯，如规律的作息、适度的运动以及均衡的饮食，确保身体获得所需的营养，增强抵抗力。同时，注重心理健康，保持乐观的心态，避免过度的精神压力和情绪波动，也是未病先防的重要方面。

既病防变则是在疾病已经发生后，通过及时有效的治疗，防止病情进一步恶化或转变。要求个体在发现身体不适时，及时就医，遵循医嘱进行治疗，避免自行用药或忽视病情。通过合理的治疗，可以控制病情的发展，减少并发症的发生，促进身体的康复。

一、未　病　先　防

1. 遵循自然规律　遵循自然界的周期性变化，按照"春夏养阳，秋冬养阴"的原则，即春夏顺应生长之气以养阳，秋冬顺应收藏之气以养阴，使日常生活与四季更迭相协调。春三月，宜晚睡早起，缓慢散步，放松身心，保持精神舒畅；夏三月，晚睡早起，不厌日长，保持皮肤通透，助阳气外泄；秋三月，早睡早起，保持心态平和，精神内敛，避免急躁；冬三月，早睡晚起，待日出后起床，避寒保暖，防止汗液流失而耗阳。

2. 调整心理状态　保持心灵的清静与安宁，无欲无求，心态平和，无忧无虑，调整个人爱好以适应社会习俗。不发怒，不使思想负担过重，以宁静愉悦为宗旨，以自在自得为目标。使得真气深藏顺从，精神内守而不散失。春季令情绪随生长之气而舒畅；夏季保持心无郁结；秋季保持心态平和，不急不躁；冬季使意志潜藏，确保内心充实。

3. 维护阴阳平衡　《黄帝内经》载："阴平阳秘，精神乃治。阴阳离决，精气乃绝。"特别强调阴阳平衡对生命活动的关键作用。调和阴阳是最佳的养生之道，阳气固守于外，阴气才能内守；若阳气过盛，阴气则会耗损而衰弱；阴气平和，阳气周密，精神自然旺盛；若阴阳分离而不相交，精气亦将耗尽。

二、既病防变

一旦患病，应及时接受治疗，并且预见病情可能的演变趋势，避免病情恶化。疾病的演变遵循一定的规律，若能准确预测病情的走向，便能及时阻止病情的恶化或转变。

1. 改变认识　通过各种渠道普及治未病的知识，积极增强公众的健康意识，鼓励人们主动采取各种有效措施预防疾病的发生，形成良好的生活习惯，以达到提升整体社会健康水平的目的。

2. 饮食调理　根据个人体质和季节变化，选择适宜的食物。如，寒性体质者多食温性食物，热性体质者多食凉性食物，以达到阴阳平衡。在日常生活中，通过食物的性质来调整身体状态。在炎热的夏季，可以适量食用一些清凉解暑的食物，如西瓜、绿豆等，帮助身体降温，缓解暑热。寒冷的冬季，则可以适当增加一些高热量、高蛋白的食物，如羊肉、鸡肉等，以增强身体的御寒能力。此外，饮食调理还包括合理搭配膳食，确保营养均衡，避免偏食和过量摄入某些食物，这样不仅有助于身体健康，还能预防一些慢性疾病的发生或加重。

3. 运动养生　通过适度的运动，如太极拳、八段锦、散步等传统健身方法，可以有效促进气血循环和运行，进而强化体质，提升免疫力，有助于预防多种疾病，对于已发疾病的患者也有利于身体康复。运动不仅对身体健康有益，还能带来精神上的愉悦和放松，是养生保健中不可或缺的一部分。

4. 情志调摄　中医学的整体观念强调，健康是人与自然、人与社会、身体与精神情感之间的和谐平衡。亚健康状态和疾病往往源于人体阴阳的失衡。所谓"形神合一"，强调情感因素在疾病中的重要性，即情感与意志的调节方法。中医认为，过喜伤心、暴怒伤肝、忧思伤脾、过悲伤肺、惊恐伤肾，强调要维持情绪的愉悦和舒畅，尽量避免可能引起情绪剧烈波动的负面情绪。采用放松和减压的技巧，如聆听轻柔音乐、参与音乐治疗等，可有效调节情感，实现身心的和谐状态。

5. 规律作息　顺应自然规律，维持规律的作息时间，避免熬夜和过度劳累，确保充足的睡眠。规律的作息不仅有助于维护身体健康，还能提升工作效率和生活质量。合理规划每日的活动与休息时间，确保身体获得必要的恢复与调整，更有效地应对日常生活中的挑战。此外，良好的睡眠习惯对于保持精神状态和情绪稳定至关重要。应努力培养规律作息的良好习惯，避免长时间熬夜，确保每天都能获得充分的休息，以维护身心健康。

6. 中医外治　运用针灸、推拿等传统中医外治法，可以有效疏通经络，调和气血，从而增强机体的抗病能力。这些方法不仅能缓解疼痛，还能改善身体的整体健康状况，促进血液循环，提高免疫力，对于多种慢性疾病和亚健康状态具有显著疗效。

7. 药物预防　根据个人体质和季节变化，适当服用一些中药进行调理，是非常有效的保健方法，可以帮助患者更好地适应环境变化，提高的身体健康水平。在冬季，可以选择服用补气养血的药物，以增强身体的抵抗力，预防冬季常见疾病。在夏季，可以服用清热解暑的药物，以帮助身体散热，预防中暑等夏季常见疾病。

8. 环境调适　采取一系列措施创造舒适、清洁、通风良好的生活环境，减少污染和噪声对身心的不良影响。确保居住和工作空间的环境质量，包括对室内空气质量的持续监控和改善，合理规划空间布局，使用环保材料，定期进行清洁和维护工作，有效维持身心健康。此外，通过种植室内植物、使用空气净化器和噪声消除设备，也可以进一步提升居住和工作环境的舒适度。

考点与重点　治未病的概念及干预方式

第二节　亚健康养生保健

世界卫生组织（WHO）提出："健康是指生理、心理和社会适应三方面全部良好的一种状态，而不仅仅是指无病或体质健壮。"人体的亚健康状态介于健康与疾病之间，未达到疾病诊断标准，包括身体、心理、社会适应和行为方面的亚健康。

亚健康状态的原因包括饮食不良、作息不规律、睡眠不足、精神紧张和心理压力较大。临床表现有疲劳、失眠、食欲减退、身体功能减弱、精神不佳和免疫力下降等，心理问题如情绪低落、焦虑、易怒等也常见。亚健康状态可能影响工作、学习、人际关系和社交活动。

中华中医药学会发布的《亚健康中医临床指南》列出了亚健康状态的主要特征和诊断依据。若不及时调理，亚健康可能恶化。药物治疗效果有限，中医学以其整体观念、辨证论治以及因人、因时、因地制宜的特点，在应对亚健康方面具有独特优势。

一、亚健康的养生原则

（一）增强健康意识

关于健康的定义，世界卫生组织强调了身体、心理、社会适应等多个维度的重要性，健康意识、知识储备、道德素养、心理素养和身体素质共同构成一个统一的整体。只有全面提升上述要素，才能实现真正的健康。

（二）调整生活习惯

生活习惯包括饮食有节、起居有常、不妄作劳等，是人们日常生活中所持的态度和采取的方法。生活习惯直接影响一个人的身体健康状况。改善亚健康状态，关键在于调整个人的生活习惯。其中改善饮食习惯，是实现理想健康状态的基础和物质保障。人类生存、成长、进行体力活动以及维持健康，必须通过食物摄取必需的营养。改善饮食习惯即调整不符合健康标准的饮食行为和模式，以满足健康生活的需求。合理的饮食习惯要求食物种类多样化、营养比例均衡、摄入量充足，从而达到膳食的平衡。

（三）全面调理干预

中医学的整体观念以及在长期临床实践中积累和总结出的养生与治疗原则，在全面调节和综合干预亚健康状态方面具有独特的优势，具体方法有情志调养、药膳食疗、气功运动、针灸、推拿、拔罐、穴位贴敷、内服中药汤剂、外用方药等。

1. 整体调理　在养生的过程中，应当注重整体调理，全面考虑身体状况，不仅要关注生理状况，还要兼顾心理的平衡和情绪的稳定，同时也要考虑个人在社会中的适应能力。通过综合性的调理，更好地促进身心的和谐统一，实现全面健康的目标。

2. 个性化调理　可根据个人的体质、生活习惯、工作环境以及个人的健康状况和心理状态等因素，制定个性化的养生方案，确保每个人都能得到最适合自己的养生方法，避免千篇一律的养生方式，从而达到更好的养生效果。

3 适度原则　在日常生活中，无论是饮食、运动还是情志调摄，都应当严格遵循适度原则。在进行这些活动时，需要找到一个平衡点，既不过度，也未不足。过度的饮食可能导致肥胖和其他健康问题，而不足的饮食则可能导致营养不良和能量缺乏。同样，过度的运动可能会导致身体损伤和过度疲劳，而不足的运动则可能无法达到锻炼身体和提高健康水平的效果。在情志调摄方面，过度的情绪压抑或放纵都可能对心理健康产生不利影响。因此，适度原则对于维护身心健康非常重要，在生活中要保持平衡，避免极端。

4. 持之以恒　摆脱亚健康的状态，调理过程必须长期持续的努力，坚持和维护良好的生活习惯，包括规律的作息时间、均衡的饮食、适量的运动以及积极的心态等。养生方法的运用也至关重要，如定期进行身体检查、适当补充营养素、进行放松和减压的活动等。通过采取综合性的措施，逐步恢复到健康状态。

二、常见亚健康症状的养生调理

1. 疲劳乏力　疲劳乏力是身体发出的一种信号：需要更多的休息和恢复。主要表现为持续倦怠、睡醒后不觉得解乏。

饮食调理：建议多食用富含蛋白质、维生素的食物，如鸡蛋、鱼类、豆类、新鲜蔬菜和水果。这些食物能够为身体提供必要的营养，有利于恢复体力。

运动调理：运动不仅有助于改善身体状况，还能释放压力，让人感觉更加轻松愉快。适量有氧运动，如慢跑、游泳等，可以增强体力，提高身体的耐力和抵抗力，缓解疲劳乏力。另外，可按摩足三里、百会穴。

情志调理：保持乐观的心态，避免过度焦虑和紧张，对于缓解疲劳乏力也有积极作用。通过调整情绪，可以减少心理压力，从而帮助身体更好地恢复和调整。

作息调理：每天23：00前入睡。

2. 睡眠障碍　主要包括入睡困难、多梦易醒。现代生活中很多人经常遇到睡眠问题，不仅影响生活质量，还可能对身体健康产生不良影响。

起居调理：保持规律的作息非常重要。尽量在固定的时间睡觉和起床，帮助身体建立起稳定的生物钟。此外，安静、舒适的睡眠环境非常必要，睡前避免使用手机，以免抑制人体分泌褪黑素而影响睡眠。

情志调理：是改善失眠的重要手段。通过深呼吸等方式放松心情，缓解压力，有利于更好地入睡。此外，适当的运动也可以帮助释放压力，改善睡眠质量。

饮食调理：晚餐不宜过饱；避免摄入刺激性食物如咖啡、浓茶等，可能会刺激神经系统，导致失眠。温牛奶或蜂蜜水含有丰富的色氨酸，适量饮用可以促进人体产生血清素，有助于改善睡眠。

作息调理：午睡不宜超过30分钟。

3. 食欲缺乏　主要表现为缺乏进食欲望，无明显饥饿感。

饮食调理：建议采取少食多餐的饮食方式，减轻胃肠道负担，同时也有助于提高消化吸收的效率。在选择食物时，应优先考虑易于消化的如各种粥类和汤品，通常含有较高的水分和较少的固体成分，能够帮助胃肠道更好地处理食物。尽量避免食用生冷、油腻和辛辣的食物，可能会刺激胃黏膜，加重消化系统的负担，而影响食欲。

运动调理：适度的体育活动，如散步、慢跑或瑜伽等，可以促进胃肠蠕动，帮助食物更好地通过消化道，提高消化系统的功能。运动还能促进血液循环及身体的新陈代谢，有助于改善食欲。此外，可在晨起空腹时揉腹。

情志调理：保持良好的情绪状态对于食欲的恢复同样重要。情绪低落或压力过大都可能导致食欲减退，因此，通过积极的心理调适，如进行放松训练、与亲友交流等方式，可以有效缓解压力，保持愉快的心情，既有助于改善食欲，又能对整体健康产生积极的影响。

4. 情绪低落　情绪低落是常见的心理状态，可能由于各种原因引起，如工作压力、人际关系问题或生活中的其他挑战等。

情志调理：情绪低落时，与家人朋友进行有效沟通是非常重要的。通过积极参加社交活动，如聚会、社区活动或兴趣小组，分享自己的感受和经历，增加与他人的互动，不仅可以获得情感上的支持，还能减轻孤独感，从而提升情绪。

饮食调理：适量摄入香蕉、坚果、鸡蛋和奶制品等富含色氨酸的食物，有助于调节情绪。色氨酸是一种必需氨基酸，在体内可以转化为血清素，而血清素是与情绪调节密切相关的神经递质。因此，合理安排饮食，确保营养均衡，对于改善情绪低落具有积极作用。

运动调理：运动是释放压力的有效方式之一。建议定期进行适量的有氧运动，可以增强体质，促进大脑分泌多巴胺等令人愉悦的激素，从而改善情绪，保持身心的健康。

5. 免疫力低下　许多人因多种因素导致抵抗力减弱，容易遭受疾病的侵害，如反复感冒、伤口愈合慢等，需要增强免疫力。

饮食调理：推荐食用富含维生素 C、维生素 E 和锌的食物。维生素 C 和维生素 E 是强效抗氧化剂，可以抵御自由基的伤害，而锌对于保持免疫系统的正常运行极为重要。柑橘类水果是维生素 C 的丰富来源，坚果与海鲜则是维生素 E 和锌的优质来源。合理食用这些食物，能够显著提高身体的抵抗力。

运动调理：适量的有氧运动，能够增强心肺功能，提升身体的新陈代谢，从而增强体质，建议每周至少安排 3 次有氧运动。

起居调理：保证充足的睡眠是提高免疫力的重要方法之一。成年人通常需要每晚 7～9 小时的睡眠时间。睡眠不足会导致免疫功能下降，因此要避免熬夜，保持规律的作息。优质的睡眠有助于增强身体的自我恢复能力，更好地抵抗疾病。

此外，还可艾灸大椎穴、关元穴，冷热水交替淋浴。

综上所述，亚健康状态调理的关键在于恢复身体的自我调节能力，建立健康的生活节奏，避免过度依赖养生保健品。常用的养生调理方法包括规律的作息时间、适度的体育锻炼、均衡的饮食以及持续的保健措施等。同时，应记录身体的反应和变化，一旦症状持续加重，应立即就医进行检查。

第三节　亚健康养生保健实训

📋 案例

患者，女，55 岁，公司职员。

主诉：长期处于精神萎靡状态，持续性睡眠障碍，依赖药物助眠已数载，疗效欠佳。近两年病情进展，情绪持续低落，精神不振伴焦虑状态，免疫力下降，频发感冒。

现病史：自觉周身倦怠乏力，少气懒言，食欲差，夜寐不安，情绪抑郁、心中烦闷。舌淡胖、苔薄白，脉细软无力。西医诊断：亚健康状态；中医诊断：虚劳证（心脾两虚型）。

实训目的

1. 通过案例分析，理解实际工作中亚健康状态中医养生保健技能的重要性。
2. 掌握亚健康养生保健的方案，以及运动、推拿、药膳、穴位等保健的方法和技巧。
3. 能对常见亚健康案例制定适宜的保健指导方案。
4. 具有亚健康养生保健的健康意识。

一、案例解析

患者常规体检，未查出生理性疾病。基于其临床表现，认为是处于亚健康状态。心主神明，心气不足则神失所养，表现为精神萎靡、情绪低落、失眠多梦。脾主运化，为气血生化之源。脾气虚弱则气血亏虚，见倦怠乏力、少气懒言、食欲缺乏；脾虚湿蕴则舌淡胖；脉细软无力为气血不足之象。长期情志不畅，可能兼有肝气郁结，但当前以心脾虚为主。频发感冒为气虚卫外功能失调的表现。

二、制定方案

通过调理肠胃、心理疏导，并结合艾灸、拔罐、刮痧、按摩、导引等方法，改善症状。

1. 自身调理

（1）睡眠：春晨起舒展筋骨，夏午间小憩，秋冬早卧晚起。

（2）运动：练习太极拳、八段锦、五禽戏等传统功法，或选用慢跑、游泳、快走、瑜伽等有氧运动。

（3）饮食：避免生冷、油腻而伤脾胃。增加摄入富含蛋白质和维生素的食物。

（4）情绪：保持积极乐观的心态，避免过度焦虑和紧张。

2. 专业调理

（1）药膳：食用黄芪炖鸡等。

（2）推拿：推拿背部膀胱经，点按足三里和关元穴，或者按揉百会穴。

（3）艾灸：灸命门、肾俞、关元穴。

（4）穴位贴敷：冬季三九贴、夏季三伏贴。

三、实训操作

（一）推拿实训

1. 推拿方法　推背部膀胱经（沿脊柱两侧1.5寸的膀胱经循行路线推拿）

操作方法：①患者俯卧位，暴露背部；②以掌根或拇指指腹沿膀胱经循行方向自上而下推运，重点在肝俞、脾俞、肾俞等腧穴施以点按复合手法。施术时需保持手法柔和深透，以产生酸胀得气感且患者耐受为佳。

2. 点按穴位　点按足三里（膝下3寸，胫骨外侧一横指）、关元（脐下3寸）、百会（头顶正中线与两耳尖连线的交点）。

操作方法（每穴1～2分钟）：①足三里：采用拇指垂直点压，配合揉捻复合手法，以激发明显酸胀传导感为度；②关元穴：施以掌心摩熨或指腹顺时针缓揉法，以局部透热为效验标准；③百会穴：运用指腹渐进式点揉方法，力度由浅入深，以达到醒窍升阳之效。

3. 注意事项　①推拿力度适中，切忌施力过猛；②饭后1小时内不宜推拿腹部（如关元）；③高血压病患者点按百会穴时力度宜轻。

（二）艾灸实训

1. 穴位选择　命门（第2腰椎棘突下）、肾俞（命门旁开1.5寸）、关元（脐下3寸）。

操作方法：①命门、肾俞取俯卧位，关元穴取仰卧位。②将艾条点燃后悬置于穴位上方2～3cm处，以产生持续温热感而不灼痛为宜。每穴灸10～15分钟，每次选2～3个穴位。可交替运用回旋灸和雀啄灸。

2. 注意事项　避免烫伤，及时弹去艾灰。灸后避免受风，多喝温水。

医者仁心

以"治未病"理念育健康素养与文化自信

　　在治未病与亚健康保健的教学设计中，引导学生理解"治未病"、防患于未然的理念，培养其前瞻性思维与责任感，主动对自身进行健康管理。让学生认识到中医"治未病"文化的博大精深，增强民族自豪感与文化自信。鼓励学生将所学知识传播，尽量扩大影响力，树立关爱他人、服务社会的意识。

❓ 思 考 题

　　1. 结合"治未病"思想，谈谈在现代生活中如何实践"未病先防"的理念？应从哪些方面入手？

　　2. 如何通过中医方法有效调理亚健康状态？

　　3. 比较"主动健康"与"被动调理"在亚健康干预中的不同作用和意义，并举例说明。

本章数字资源

第十章 中医养生保健技能实训

中医养生贵在"知行合一",《黄帝内经》强调"上工治未病,不治已病",其核心在于以技载道、以术彰理。本章聚焦"体质辨识－方案制定－药膳应用"三大核心技能,构建虚实结合的实训体系,贯通"理、法、方、术"全链条能力培养。通过阳虚、气郁、痰湿等典型案例,锤炼学生运用四诊合参、AI舌诊技术精准辨识体质的能力;依托推拿、艾灸、药膳等模块化实训,掌握"一人一策"的个性化调养方案设计逻辑。

第一节 中医体质测试与辨识实训

📋 案例一

患者,女,42岁,教师。主诉:自觉容易疲劳且畏寒肢冷1年余。

患者1年来自觉容易疲劳,即使休息充足仍感精神不振,面色苍白无华,且经常感到畏寒肢冷,尤其是冬季,手脚长时间冰凉、不易回暖。月经量较前几年有所减少,颜色偏淡,并伴有轻微的痛经症状。此外,消化功能欠佳,常有食欲缺乏、腹胀及大便不成形的现象。上述症状持续约一年,期间未接受系统治疗,偶尔服用温补类保健品,但效果不明显。无重大慢性疾病史,家族中无特殊遗传病史。饮食偏清淡,偶尔因工作繁忙而饮食不规律。睡眠质量一般,夜间易醒,醒后难以入睡。面色苍白,舌淡苔白,脉细弱。查体:四肢末梢温度偏低,按压后回血慢。腹部触诊无明显压痛,但肠鸣音亢进。辅助检查:血常规示血红蛋白偏低,轻微贫血;甲状腺功能正常;腹部超声检查未见明显异常。

一、案例解析

基于症状表现、查体与辅助检查结果,患者被诊断为阳虚体质,具体解析如下。

症状表现:患者表现出典型的阳虚症状,如容易疲劳、精神不振、面色苍白无华、畏寒肢冷,尤其是冬季手脚长时间冰凉、不易回暖。这些症状都是阳气不足、机体失去温煦的表现。

查体结果:面色苍白、舌淡苔白、脉细弱,四肢末梢温度偏低,按压后回血慢,均是阳虚体质的典型体征。

辅助检查:血常规显示血红蛋白偏低,轻微贫血,也与阳虚导致的气血生化无源相符。

综上所述,患者的症状、查体及辅助检查均符合阳虚体质的诊断标准。

二、体质辨识

患者的体质辨识采用中医体质辨识小程序及中医四诊(图10-1)。

1. 中医体质辨识小程序 患者填写相关健康信息,包括症状表现、饮食习惯、睡眠质量等。经过中医体质辨识小程序的分析,测试结果为阳虚体质。

2. 中医四诊 望诊:面色苍白无华,缺乏光泽;舌淡苔白滑,舌质嫩,边缘有轻微齿痕,表明阳气不足，气血两虚。AI软件舌图像分析（图10-2）：舌颜色偏淡，舌苔薄白，与阳虚体质相符。舌形态略显胖大，边缘有齿痕，证实阳气不足。闻诊：声音低微，缺乏底气，反映气虚；无明显异常气味。问诊：近一年持续疲劳、精神不振、畏寒肢冷，冬季尤甚，伴月经量减少、色淡，痛经，消化功能不佳；饮食偏清淡，偶尔因工作繁忙而饮食不规律；夜间易醒，醒后难以入睡，睡眠质量一般。切诊：脉细弱无力，为阳虚脉象；腹部触诊无明显压痛，但肠鸣音亢进，提示脾胃功能不佳。

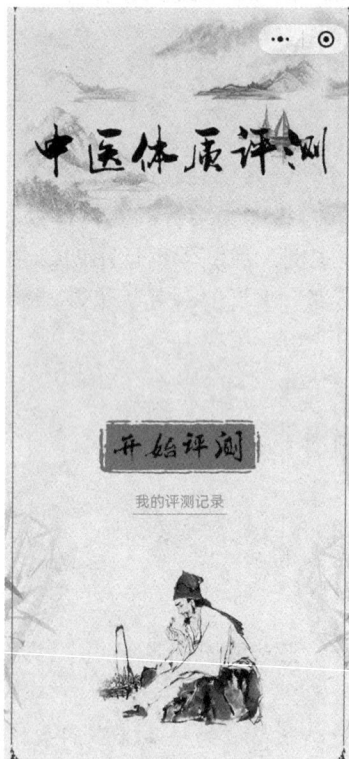

图 10-1　中医体质辨识小程序

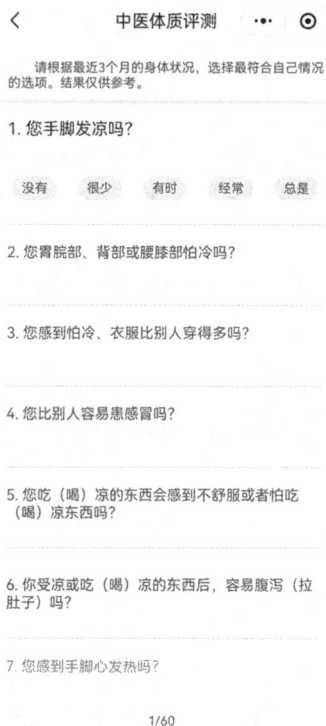

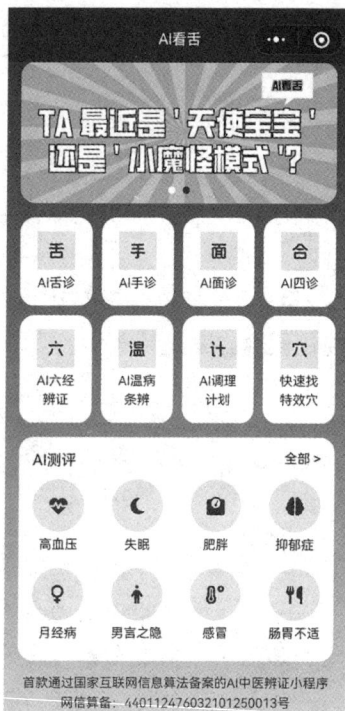

图 10-2　AI 软件舌图像

考点与重点　中医四诊

三、制 定 方 案

1. 穴位保健

（1）穴位选择：以温阳补肾益气的穴位为主，如关元、气海、足三里、肾俞、命门等。

（2）操作方式：对上述穴位进行按揉，艾灸。

2. 饮食调理

（1）增加温补食物：推荐日常饮食中增加温补阳气的食物，如羊肉、牛肉、生姜、桂圆、大枣等，每日适量摄入。

（2）药膳调理：每周至少食用一次温阳药膳，如当归生姜羊肉汤、枸杞红枣炖鸡汤等，以增强体内阳气。

（3）饮食禁忌：避免摄入生冷、寒凉食物，如冷饮、冰激凌、西瓜等，以免加重阳虚症状。

3. 体育锻炼

（1）日常锻炼：跑步、快走、羽毛球、乒乓球等日常运动。

（2）传统功法：推荐练习太极拳、八段锦等轻度运动，每周至少3次，每次30～60分钟，以调节身心。

4. 起居调理

（1）保暖措施：建议患者注意腰部、腹部、膝部和四肢末端的保暖，可佩戴护腰、护膝等保暖用品。

（2）居住环境：注意保持居住环境温暖干燥，避免长时间处于阴冷潮湿的环境中。

（3）作息规律：保证充足的睡眠时间，晚上 11:00 前入睡，次日 7:00 左右起床，以顺应自然规律。

5. 情志调节

保持乐观：鼓励患者保持乐观情绪，避免过度忧虑和紧张；同时，多与朋友沟通倾诉情绪，必要时可进行心理辅导。

6. 药物治疗

建议在专业中医师的指导下，选用温阳散寒的中药方剂，如金匮肾气丸或右归丸加减，每日服用一剂，水煎服。

四、实训操作

1. 穴位保健实训

（1）穴位选取：关元、气海、足三里、肾俞、涌泉、命门、阳池、大椎。

（2）推拿：用中指或食指指腹按揉穴位，力度适中，以感到酸胀但不疼痛为宜。每穴每次持续 3～5 分钟，每天 2～3 次。

（3）艾灸：将点燃的艾条悬空于穴位上方 2～3cm 处，以感到温热而不烫伤为宜。保持恒定距离，不断移动艾条以避免局部受热过度。每次施灸 5～10 分钟，一周 2～3 次。

2. 药膳制作实训

（1）材料准备：当归、生姜、羊肉、枸杞、大枣等药膳材料。

（2）制作过程：将羊肉洗净切块，焯水去腥；将当归、生姜、枸杞、大枣等药材洗净备用；将羊肉及当归、枸杞等药材放入炖锅中，加入适量清水；大火烧开后转小火炖煮 2～3 小时，直至羊肉熟烂，加盐调味即可。

（3）药膳功效：温补肾阳、益气健脾、祛寒止痛。

3. 传统功法实训

（1）功法指导：由教师示范太极拳或八段锦，并予以指导。

（2）学习动作：学习太极拳或八段锦的基本动作和要领。

（3）练习实践：学生自行练习，由教师指导呼吸的配合和动作规范。

（4）反馈调整：根据练习情况给予反馈和建议，帮助其逐步掌握正确的练习方法。

📋 案例二

患者女，45 岁，职员。主诉：胸闷不舒、闷闷不乐，常欲太息一年余。

患者 1 年来常觉胸闷不适，深呼气后胸闷稍舒，遇事闷闷不乐。平素月经前常有乳房胀痛，月经推迟 4～5 天，行经时偶有腹部胀痛。诸症遇情绪刺激或阴雨天加重。上述症状持续 1 年多，期间症状起伏不定，未接受系统治疗，偶尔自购逍遥丸等中成药服用，服药期间，症状稍缓，停药后复旧。无重大慢性疾病史，家族中无特殊遗传病史。平时饮食偏清淡，偶尔因工作繁忙而饮食不规律，食后偶有腹胀或腹泻。睡眠质量一般，多梦易醒。面色萎黄、舌淡红、边尖红，苔薄白，脉弦略细。查体：乳腺触诊略有压痛，无明显肿块。辅助检查：乳腺超声、磁共振检查未见异常，肺部 CT 未见异常。

一、案例解析

基于症状表现、查体与辅助检查结果，患者被诊断为气郁体质，具体解析如下。

症状表现：患者表现出典型的气郁症状，如胸闷不舒、闷闷不乐，常欲太息，且上述问题随情绪波动而加重。这些症状都是气机郁结，滞而不畅的表现。

查体结果：面色萎黄，舌淡红，边尖红，苔薄白，脉弦略细。乳腺触诊略有压痛，无明显肿块，均是气郁的典型体征，兼肝郁脾虚的征象。

辅助检查：乳腺超声、磁共振和肺部 CT 检查未见异常，排除乳腺和肺部的器质性病变。

综上所述，患者的症状、查体及辅助检查结果，排除了乳腺和肺部的器质性病变，均符合气郁体质的诊断标准。

二、体 质 辨 识

患者的体质辨识采用中医体质辨识小程序及中医四诊。

1. 中医体质辨识小程序　患者填写相关健康信息，包括症状表现、饮食习惯、睡眠质量等。经过中医体质辨识小程序的分析，测试结果为气郁体质。

2. 中医四诊　望诊：面色萎黄，舌淡红，边尖红，苔薄白，脉弦略细，表明肝郁气滞，兼肝郁乘脾，脾失健运，化源不足。AI 软件舌图像分析：舌淡红，边尖红，苔薄白，均与气郁体质相符。闻诊：呼气深长。问诊：患者一年来常觉胸闷不适，深呼气后胸闷稍舒，遇事喜思虑，闷闷不乐。平素月经前常有乳房胀痛，月经推迟 4～5 天，行经时偶有腹部胀痛。诸症遇情绪刺激或阴雨天加重。上述表现提示气机郁滞。切诊：脉弦略细为气郁脾虚脉象。

三、制 定 方 案

1. 穴位保健

（1）穴位选择：以疏肝解郁、健脾行气的穴位为主，如气海、内关、神门、太冲、膻中、足三里等。

（2）操作方式：对上述穴位进行按揉，艾灸。

2. 饮食调理

（1）食物：日常饮食中增加疏肝理气兼有健脾作用的食物，如佛手、柑橘、橙子、薏苡仁、山药、大麦、萝卜、洋葱、山楂、菊花、玫瑰等，每日适量摄入。

（2）药膳调理：每周至少食用一次理气健脾的药膳，如橘皮竹茹粥、山药莲子佛手粥等，以疏肝健脾。

（3）饮食禁忌：避免摄入生冷、寒凉食物，如冷饮、冰激凌、西瓜等，以免气机凝滞，加重气滞症状。

3. 体育锻炼

（1）日常锻炼：跑步、快走、羽毛球、乒乓球等日常运动。

（2）传统功法：推荐练习太极拳、八段锦等轻度运动，每周至少 3 次，每次 30～60 分钟，以调节身心。

4. 起居调理

（1）居住环境：注意保持居住环境相对宽敞舒适，避免长时间处于狭小或阴冷潮湿的环境中。

（2）作息规律：保证充足的睡眠时间，晚上 11：00 前入睡，次日 7：00 左右起床，睡前不做令人过度兴奋或情绪波动大的活动，以免影响睡眠质量。

5. 情志调节　保持乐观：鼓励患者保持积极乐观的情绪状态，避免过度忧虑和紧张；可通过适当运动缓解压力，或通过与亲友交流排解不良情绪，必要时可进行专业的心理辅导。

6. 药物治疗　必要时，建议到专业医疗机构就诊，选用疏肝健脾类的汤剂或中成药，如逍遥散、疏肝健脾丸等，或由医师根据具体情况在上述方剂基础上进行加减，制成汤剂服用。

四、实 训 操 作

1.穴位保健实训

（1）穴位选取：气海、内关、神门、太冲、膻中、足三里。

（2）推拿：用拇指或食指指腹揉按穴位，力度要适中，以有酸胀感但不疼痛为宜。每穴每次可揉按3～5分钟，每日2～3次。

（3）艾灸：将点燃的艾条悬空于穴位上方2～3cm处，以感到温热而不烫伤为宜。保持相对稳定的距离，必要时移动艾条，避免局部受热过度造成烫伤。每次施灸2～3分钟，一周2～3次。也可以选用艾灸棒或艾灸包等更为便捷的方法进行艾灸。

2.药膳制作实训

（1）材料准备：橘皮25g、竹茹30g、粳米100g。

（2）制作过程：先将竹茹洗净，冷水浸泡30分钟；将1000ml清水煮沸后，加入竹茹，大火煮沸5分钟，去竹茹，留竹茹水备用；将橘皮切丝；粳米淘洗干净后倒入竹茹水中，小火熬成粥，煮至粥将成时，加入橘皮，煮10分钟即可。

（3）药膳功效：理气健脾，开胸顺气。

3.传统功法实训

参照"案例一"对应内容。

📋 案例三

患者，女，20岁，学生。主诉：自觉疲倦持续9年。

活动后疲倦加重，喜欢宅家里躺床上，学习有心无力，记忆力不好，总丢三落四，面色萎黄，身体瘦弱，少气懒言，性格内向，说话声音弱，食少纳差，食后腹胀。为缓解上述症状偶尔熬中药喝，服药期间有一定效果，但停药一段时间后又精神不振。无重大慢性疾病史，家族中无特殊遗传病史。睡眠质量好，但是喜欢熬夜看电视剧、玩手机，经常凌晨1:00才入睡。挑食，不喜欢吃肉，经常便溏，小便正常。面色萎黄，舌淡苔白，脉细。查体：腹部触诊无明显压痛。辅助检查：胃镜检查结果正常。腹部超声未见明显异常。

一、案 例 解 析

基于症状表现、查体结果与辅助检查，该患者被诊断为气虚体质，具体解析如下。

症状表现：患者表现出典型的气虚症状，如容易疲劳、精神不振、活动后疲倦加重、面色萎黄、少气懒言、食少纳差、食后腹胀。这些症状都是气虚的表现。

查体结果：面色萎黄、舌淡苔白、脉细，是气虚体质的典型体征。

辅助检查：腹部超声、胃镜都正常，排除了器质性病变。

综上所述，女生的症状、查体及辅助检查结果均符合气虚体质的诊断标准。

二、体 质 辨 识

患者的体质辨识采用中医体质辨识小程序及中医四诊。

1.中医体质辨识小程序　患者填写相关健康信息，包括症状表现、饮食习惯、睡眠质量等，经过中医体质辨识小程序的分析，测试结果为气虚体质。

2.中医四诊　望诊：面色萎黄；舌淡苔白，表明气虚。AI软件舌图像分析：舌淡苔白，与气虚体质相符。闻诊：说话声音弱，为气虚。问诊：9年来总是自觉疲倦，活动后疲倦加重，喜欢宅家里躺床上，学习有心无力，记忆力不好，总丢三落四，面色萎黄，身体瘦弱，少气懒言，性格内向，说话声音弱，食少纳差，食后腹胀，挑食，不喜欢吃肉。切诊：脉细，为气虚脉象。

三、制 定 方 案

1. 穴位保健

（1）穴位选择：以益气健脾的穴位为主，如气海、足三里、膻中、关元、神阙、脾俞、肾俞等。

（2）操作方式：对所选的穴位进行按揉，艾灸。

2. 饮食调理

（1）增加益气食物：推荐日常饮食中增加益气健脾的食物，如羊肉、牛肉、鸡肉、鲫鱼、鸡蛋、黄豆、白扁豆、花生、葡萄等，或药食同源的食物，如山药、黄芪、人参、西洋参、党参、桂圆、大枣，每日选择性地适量摄入。

（2）药膳调理：每周至少食用一次益气健脾的药膳，如人参莲肉汤、土鸡炖山药、白扁豆粥、黄芪炖鸡等，以达到补气的效果。

（3）饮食禁忌：避免摄入耗气的食物，如生萝卜、空心菜等，以免加重气虚症状。

3. 体育锻炼

（1）日常锻炼：跑步、慢走、羽毛球、乒乓球等体育运动，采用低强度、多次数的运动方式，酌情逐渐增加每次的运动强度，不宜做大负荷和大出汗的运动。

（2）传统功法：推荐练习太极拳、八段锦、易筋经、五禽戏、太极剑等柔缓运动，每周至少3次，每次 10 ～ 30 分钟。

4. 起居调理

（1）居住环境：避风，冬季要注意头部、背部和脚部的保暖。

（2）作息规律：保证充足的睡眠时间，晚上 11：00 前入睡。

5. 情志调节　保持乐观：鼓励患者保持乐观情绪，白天适度运动和社交，多培养兴趣爱好，少躺床上和宅在家中。

6. 药物治疗　建议在专业中医师的指导下，选用益气健脾的中药方剂，如补中益气汤、参苓白术散、归脾丸等，每日服用 1 剂，水煎服。

四、实 训 操 作

1. 穴位保健实训

（1）穴位选取：气海、足三里、膻中、关元、神阙、脾俞、肾俞。

（2）推拿：用中指或拇指指腹按揉穴位，力度适中，以感到酸胀但不疼痛为宜。每穴每次持续 3 ～ 5 分钟，每天 2 ～ 3 次。

（3）艾灸：将点燃的艾条悬空于穴位上方 2 ～ 3cm 处，以感到温热而不烫伤为宜。每穴施灸 5 ～ 10 分钟，每次选 2 ～ 3 个穴位，一周 2 ～ 3 次。

2. 药膳制作实训

（1）材料准备：生黄芪 30g，母鸡 1 只。

（2）制作过程：母鸡去毛及内脏，洗净，将黄芪放入母鸡腹中缝合，置锅中加水及姜、葱、大料、盐等佐料炖煮至鸡烂熟。

（3）药膳功效：益气健脾。

3. 传统功法实训

（1）功法指导：太极拳、八段锦、太极剑、五禽戏或易筋经，教师进行示范和指导。

（2）学习动作：学习太极拳、八段锦、太极剑、五禽戏或易筋经的基本动作和要领。

（3）练习实践：注意配合呼吸和动作规范。

（4）反馈调整：根据练习情况给予反馈和建议，帮助其逐步掌握正确的练习方法。

第二节　中医养生保健方案制定实训

📋 案例一

患者，男，40岁，企业家。主诉：失眠、入睡困难半年。

半年来入睡困难，常需超过半个小时甚至以上才能入睡，夜间频繁醒来，难以再次入睡，且易早醒。白天感到疲劳、注意力不集中、记忆力减退。情绪不稳，时有烦躁、焦虑情绪。未接受系统治疗，曾自行服用安神补脑液等保健品，但效果不佳。患者体型偏胖，尤其是腹部肥胖，面部皮肤油腻，容易出汗，口中有黏腻感。患者工作压力比较大，饮食偏于油腻，喜饮酒，长期缺乏运动。自觉胸闷，痰多，身体沉重，不愿活动，易感疲倦。无心脏病、糖尿病等慢性病，家族中无特殊遗传病史。舌质偏红，舌苔黄腻，脉滑数。辅助检查：血压135/85mmHg，实验室检查显示血脂偏高。腹部超声检查未见明显异常。

一、案　例　解　析

基于症状表现与辅助检查，患者被诊断为痰热扰心之失眠，具体解析如下。

症状表现：患者入睡困难，夜间频繁醒来，且难以再次入睡，早醒，诊断为失眠。患者工作压力比较大，经常熬夜加班，生活作息不规律。长期饮酒并饮食油腻，损伤脾胃，导致痰湿内生。痰湿阻滞经络，影响气血运行，导致心神不宁，从而引发失眠，证属痰热扰心。

查体结果：腹部肥胖，面部皮肤油腻，舌质偏红，舌苔黄腻，脉滑数，都是痰湿体质的典型体征。

辅助检查：血压稍高，血脂高。痰湿阻滞血脉，使血液运行不畅，导致血压升高；痰湿影响脂肪代谢，使血脂升高。

综上所述，患者的症状、查体及辅助检查均符合痰热扰心之失眠的诊断标准，因长期饮酒、饮食油腻，积湿生痰，因痰生热，痰热上扰而致失眠，因此被诊断为痰热扰心之失眠。

二、体　质　辨　识

患者的体质辨识采用中医体质辨识小程序及中医四诊。

1. 中医体质辨识小程序　患者填写相关健康信息，包括症状表现、饮食习惯、生活习惯等，经中医体质辨识小程序的分析，测试结果为痰湿体质。

2. 中医四诊　望诊：体型偏胖，面部皮肤油腻，眼睑微肿，舌苔黄腻，舌体胖大，为痰热内扰之象。AI软件舌图像分析：舌面黄腻苔以及舌体的胖大形态，均符合痰热内扰的舌象特征。闻诊：患者语音低沉，呼吸音略粗，偶尔可闻及痰鸣音，表明体内痰热壅盛。问诊：患者口中有黏腻感，胸闷不适，痰多易咳，身体沉重，不愿活动，易感疲倦，睡眠不佳，时有心烦意乱，饮食偏好油腻，大便不爽，小便微黄。切诊：脉象滑数，手感湿润。这些都是痰热扰心的典型体征。

三、制　定　方　案

1. 穴位贴敷

（1）穴位选择：以镇静安神、调和气血的穴位为主，如神门、内关、丰隆、足三里等穴位。

（2）操作方式：将清热化痰安神的药物研成粉、调成糊状，贴敷于穴位上，用纱布覆盖，胶带固定。

2. 耳穴压豆

（1）穴位选择：以调节心神、清热化痰的穴位为主，如心、神门、交感、皮质下、内分泌等穴位。

（2）操作方式：将耳穴贴准确地贴于耳部穴位，并进行按揉刺激。

3. 饮食调养　减少油腻食物的摄入，少饮酒，增加清淡、易消化的食物，如蔬菜、水果及粗粮等，同时适当补充具有安神助眠作用的食物，如大枣、核桃、莲子等。

4. 体育锻炼　每天清晨或傍晚进行户外活动，适量的有氧运动，如散步、慢跑、太极拳等，有助于促进气血运行，消除痰湿，改善睡眠。

5. 起居调摄　保持室内干燥通风，避免潮湿环境对身体的不良影响。保持规律的作息时间，避免熬夜和过度劳累，同时创造良好的睡眠环境，如保持卧室安静、整洁等。

6. 情志调节　保持心情舒畅，避免过度的情绪波动。学会放松技巧，如深呼吸、冥想等，以缓解焦虑、烦躁情绪，保持平和的心态。培养兴趣爱好以调节情绪，保持心理健康。

7. 中药调理　根据患者体质和病情，开具中药方剂，温胆汤加减，以清热除湿，宁心安神。中药汤剂每日1剂，水煎服，并定期复诊，根据病情变化调整药方。

四、实训操作

1. 穴位贴敷实训

（1）穴位选取：神门、内关、安眠、中脘、丰隆。

（2）穴位贴敷：将黄连、竹茹、半夏等清热化痰药物，研磨成粉，调和成糊状，然后贴敷在上述穴位上，用纱布覆盖，胶布固定。贴敷前需清洁穴位局部皮肤，确保贴敷紧密，避免药物脱落。贴敷时间一般为4～6小时，每日或隔日1次。注意观察皮肤反应，如有红肿、瘙痒等不适症状，应立即取下贴敷物，并进行相应处理。

2. 耳穴压豆实训

（1）穴位选取：神门、心、交感、皮质下、内分泌。

（2）耳穴压豆：准备1cm×1cm的医用胶带，将王不留行籽贴于医用胶布上备用。用耳穴探测棒进行选穴，保证选穴准确。用75%乙醇对耳部进行清洁消毒，用镊子夹取胶布准确地贴于选取的耳穴上，并轻轻按压，使其贴合紧密。指导患者自行按压数次，每日数次，每次每穴按压约30秒，以加强刺激效果。

3. 足浴疗法实训

（1）药物选取：夜交藤20g、酸枣仁20g、合欢皮20g、丹参20g、远志20g。

（2）足浴疗法：放入纱布袋中，扎紧袋口。在锅中加入适量的清水，将纱布袋放入水中，用大火煮沸后转小火煎煮约30分钟，使药物的有效成分充分溶解于水中。将煎好的药液倒入足浴盆中，加入适量的温水调至适宜的温度。指导患者将双脚浸泡在药液中，边泡边揉搓双脚，以促进血液循环和药物的吸收。每次足浴时间20～30分钟，每日或隔日1次。

4. 食疗制作实训

（1）材料准备：百合、银耳、莲子、酸枣仁。

（2）制作过程：将百合、银耳、莲子、酸枣仁分别洗净，银耳需提前泡发并撕成小朵，莲子去心，酸枣仁可研成粉末状，以便更好地融入食材中。将处理好的材料放入锅中，加入适量的清水，用大火煮沸后转小火慢炖，直至食材变得软糯。在炖煮过程中，可根据个人口味加入适量的冰糖或蜂蜜进行调味，使食疗口感更佳

（3）食疗功效：清热利湿化痰、宁心安神。

📋 **案例二**

患者女，28岁，公司职员。主诉：进食冷饮或油腻后腹泻近1年。

近1年来每每进食冷饮或油腻后腹泻，大便溏薄，常伴有腹痛、肠鸣，迁延反复，时好时坏，现

食欲不佳，食量减少，饭后腹胀。逢阴雨天气更容易出现食欲缺乏，大便质稀，次数增加。常觉精神疲惫、浑身酸痛、乏力，口中黏腻，口淡无味。未接受系统治疗，偶尔服用温补类保健品，但效果不明显。无重大慢性疾病史，家族中无特殊遗传病史。饮食偏好清淡，偶尔因工作繁忙而饮食不规律。睡眠质量尚可。面色萎黄，舌淡红，苔白腻，脉濡缓。查体：腹部触诊无明显压痛，但肠鸣音减弱。辅助检查：血常规及生化检查未见异常。腹部超声提示肝胆胰脾未见异常，胃肠道蠕动稍缓。

一、案 例 解 析

基于症状表现、四诊与辅助检查结果，患者被诊断为脾虚湿困之泄泻，具体解析如下。

症状表现：患者表现出典型的脾虚湿困症状，如大便时溏时泻、肢体困重、精神不振、面色萎黄、口中黏腻、口淡无味，这些都是脾气虚弱、湿邪困阻中焦的表现。

查体结果：舌淡、苔白腻为湿浊内蕴之象，脉濡缓主湿证。腹部触诊柔软，肠鸣音减弱是因为湿阻气机，导致肠道传导迟缓。

辅助检查：血常规及生化检查未见异常，排除炎症及代谢性疾病。腹部超声提示胃肠道蠕动稍缓，也与脾虚密切相关。

综上所述，患者的症状、查体及辅助检查均符合脾虚湿困之泄泻的诊断标准。

二、体 质 辨 识

患者的体质辨识采用中医体质辨识小程序及中医四诊。

1. 中医体质辨识小程序　患者填写相关健康信息，包括症状表现、饮食习惯、生活习惯等，经中医体质辨识小程序分析，测试结果为气虚体质。

2. 中医四诊　望诊：体型偏瘦，面色萎黄，精神不振，舌淡红，苔白腻，为气虚湿滞之象。AI软件舌图像分析：舌呈淡红色，白腻苔，均符合气虚湿滞的舌象特征。闻诊：患者气短声低，少气懒言，偶尔叹息，表明患者呈气虚之状。问诊：患者自述每逢阴雨天气容易出现食欲缺乏，大便质稀，次数增加，常觉精神疲惫，浑身酸痛乏力感，口中黏腻，口淡。切诊：脉象濡缓。这些都是脾虚湿困的典型体征。

三、制 定 方 案

1. 穴位保健

（1）穴位选择：选用健脾化湿的穴位，如中脘、丰隆、阴陵泉、足三里、脾俞、胃俞、大肠俞、天枢等。

（2）操作方式：选取适宜体位，充分暴露腧穴，对所选穴位进行拔罐、艾灸操作。

2. 推拿保健

（1）操作部位：脘腹部。

（2）操作手法：掌摩法。

（3）操作方法：选取仰卧位，对脘腹部进行摩法操作。

3. 饮食调养

（1）增加健脾祛湿食物：推荐在日常饮食中增加健脾祛湿的食物，如陈皮、茯苓、赤小豆、薏苡仁、眉豆、芡实等。

（2）食疗方调理：推荐食疗方之健脾茶，以健脾、燥湿、消食和胃。

4. 起居调摄

（1）养护充实阳气：夜卧早起，夏季入寝最晚在子时前；天明即起，出户活动、多运动、多晒太阳，促进阳气壮大。

（2）避免汗出当风：气温升高，汗出增加，腠理开泄，此时不能汗出当风，宜用温水洗浴。夜晚亦不可当风入睡，以免邪气侵入。

5. 情志调节　调整情志，保持开朗、乐观的精神状态，不可过度忧思、恼怒，尽量避免紧张的状态。

6. 运动养生

（1）呼吸运动：每天坚持练习 10 分钟的规律深呼吸，以增加腹腔压力、刺激内脏，有助于放松和刺激胃肠功能。

（2）体育锻炼：运动形式多样，如慢跑、太极拳、易筋经等，可以促进全身血液循环，增强消化吸收功能。注意运动适可而止，不能大汗，以免耗伤津液。

7. 中药调理　建议在专业中医师的指导下，选用健脾化湿的中药方剂调理，如藿香正气散等。中药汤剂每日一剂，水煎服，并定期复诊，根据病情变化调整药方。

四、实 训 操 作

1. 穴位保健实训

（1）穴位选取：中脘、丰隆、阴陵泉、足三里、脾俞、胃俞、大肠俞、天枢。

（2）拔罐：在脾俞、胃俞、大肠俞进行留罐。检查罐口是否光滑，罐具是否有裂痕，用持物钳夹持棉球浸入 95% 的乙醇瓶中，适量蘸取，提至瓶口时挤掉多余的乙醇，右手持钳，左手持罐；站立于患者右侧，火罐靠近穴位（持物钳持点燃棉球放置于床外侧，不可放于患者身体或者床铺的正上方）；点燃的棉球在罐内中段绕 1 ～ 2 圈后抽出，迅速将罐扣在穴位上；吸拔后轻轻将罐提起或轻轻旋转检查是否吸紧，留置 10 分钟左右。

（3）艾灸：医者手持艾条的中上部，将点燃的艾条悬空于穴位上方 3 ～ 5cm 处，艾条与施灸处皮肤的距离应保持相对固定。若患者感到局部温热舒适可固定不动，若感觉太烫、可加大与皮肤的距离，对于局部知觉减退者，医者可将食、中两指，置于施灸部位两侧，通过医者的手指来测知患者局部受热程度，以便随时调节施灸时间和距离，防止烫伤。灸至局部皮肤出现红晕，有温热感而无灼痛为度，灸毕熄灭艾火。每次施灸 2 ～ 3 分钟，一周 2 ～ 3 次。

2. 推拿保健实训

（1）操作部位：脘腹部。

（2）操作手法：掌摩法。

（3）操作方法：患者取仰卧位，医者双脚开立，双膝微屈站于一侧。医者腕关节略背伸，手掌自然伸直，将手掌平置于患者脘腹部。以肘关节为支点，前臂做主动运动，带动腕、掌，使指面做环形摩动。动作轻柔缓和，不带动皮下组织。

3. 食疗制作实训

（1）材料准备：橘皮 10g，炒山楂 3g，生麦芽、荷叶各 15g。

（2）制作过程：取橘皮、荷叶切丝，与炒山楂、生麦芽同置锅内，加水适量，武火煎煮至沸，文火保持微沸 30 分钟，过滤取汁去渣即成。代茶频饮。

（3）食疗功效：健脾祛湿，消积化滞。

第三节　养生药膳的制作与品鉴实训

患者女，45 岁，教师。主诉：手脚冰冷 1 年，秋冬季节尤其严重。

即使在室内穿厚衣物、盖厚被子，手脚也很难暖和起来。月经周期基本正常，但经量逐渐减少，且伴有明显的痛经症状，月经颜色暗红，有血块。平时容易感到疲倦，精神状态欠佳，面色苍白无华，指甲颜色淡白。上述症状持续约 1 年，未接受系统治疗，偶尔服用温补类的保健品，但效果不明显。无重大慢性疾病史，家族无遗传病史，日常工作较忙碌，长时间站立授课，日常饮食较为清淡，喜食生冷食物，冬季不太注意保暖。舌淡苔白，脉象细弱，尺脉尤甚。

查体：面色苍白，口唇、爪甲淡白，四肢末梢触之冰凉。

辅助检查：血常规提示红细胞计数、血红蛋白计数均低于正常范围，提示贫血。妇科超声检查示子宫及附件未见明显器质性病变，但子宫内膜较薄。

一、案 例 解 析

基于患者的症状表现、查体与辅助检查结果，诊断为血虚寒凝证，具体解析如下。

症状表现：四肢末梢冰冷、月经量少、痛经、面色苍白等症状均符合血虚寒凝的表现。长期食用生冷食物、保暖不足，损伤了人体阳气，导致寒邪内生。寒邪凝滞，气血运行不畅，加上本身可能存在的气血不足，最终形成血虚寒凝之证。

查体结果：面色苍白，口唇、爪甲淡白，舌淡苔白，脉象细弱、尺脉尤甚，四肢末梢触之冰凉，这些均是血虚寒凝的典型体征。

辅助检查：血常规检查结果提示贫血，进一步佐证了患者气血不足。妇科超声检查排除器质性病变，但子宫内膜较薄，反映了气血运行障碍和身体的虚寒状态。

综上所述，患者的症状、查体及辅助检查均符合血虚寒凝证的诊断标准。

二、体 质 辨 识

患者的体质辨识采用中医体质辨识小程序及中医四诊。

1. 中医体质辨识小程序　患者填写相关健康信息，包括症状表现、饮食习惯、睡眠质量等，经中医体质辨识小程序分析，测试结果为血虚寒凝体质。

2. 中医四诊　望诊：面色苍白无华，口唇、爪甲淡白，舌淡苔白，表明气血不足，阳气虚弱。AI软件舌图像分析：舌色淡反映气血不足、阳气虚弱；舌苔白提示体内有寒邪。舌象符合血虚寒凝的特征。闻诊：声音低微，说话有气无力，呼吸稍显浅弱，反映气血亏虚。问诊：患者喜食生冷食物，日常饮水也以冷水为主，大便稍有溏稀，睡眠质量不佳，多梦易醒；近一年来，月经量逐渐减少，且伴有明显的痛经症状，月经颜色暗红，有血块。切诊：脉象细弱，尺脉尤甚，四肢末梢触之冰凉；提示阳气虚，肾阳不足，为血虚寒凝的特征。

考点与重点　中医体质辨识

三、制 定 方 案

1. 穴位保健

（1）穴位选择：以温阳、调补气血的穴位为主，如关元、气海、足三里、三阴交等。

（2）操作方式：按揉所选穴位，隔附子饼灸。

2. 饮食调理

（1）增加温中补血、调经散寒类的食物：推荐日常饮食中增加羊肉、鸡蛋、红糖、生姜、当归、龙眼肉、胡椒、大枣、大葱等，每日适量摄入。

（2）药膳调理：每周至少食用 2～3 次温补调经类药膳，如当归生姜羊肉汤、桂圆红枣糯米粥、艾叶煮鸡蛋等，温中补血，调经散寒。

（3）饮食禁忌：避免食用生冷、油腻、辛辣等刺激性食物，如冰激凌、油炸食品、辣椒等。这些食物可能会加重体内寒邪，影响气血运行。

3. 体育锻炼

（1）日常锻炼：散步、瑜伽等日常运动。散步：每天坚持散步 30 ~ 60 分钟，可选择在公园、河边等空气清新的地方进行。散步能促进气血运行，增强身体的阳气，改善血虚寒凝的状况。

（2）瑜伽：尝试温和的瑜伽体式，如山式、树式、下犬式等。每周进行 2 ~ 3 次，每次 30 ~ 60 分钟。瑜伽可以帮助拉伸经络，促进气血流通，调节身心状态。

（3）传统功法：推荐练习太极拳、八段锦等功法，每周运动 2 ~ 3 次，每次 30 ~ 60 分钟，有助于调理脏腑，增强体质，改善气血不足的症状。

4. 起居调理

（1）保暖措施：血虚寒凝证患者尤其要注意保暖，特别是在秋冬季节，及时增添衣物，避免受寒。睡前可用热水泡脚，促进血液循环，改善四肢冰冷的症状。泡脚时水温以 40 ~ 45℃为宜，时间 15 ~ 20 分钟。

（2）居住环境：保持居住环境温暖干燥，避免长时间处于阴冷潮湿的环境中。

（3）作息规律：保证每天足够的睡眠时间，建议晚上 10：00 前上床睡觉，早上 6：00—7：00 起床，以顺应自然界的阴阳变化，有利于阳气的潜藏和升发。

5. 情志调节

（1）保持心情舒畅：避免长期处于焦虑、抑郁等不良情绪，可通过听音乐、看电影、与朋友聊天等方式缓解压力，调节情绪。良好的情绪状态有助于气血的运行，对改善血虚寒凝证有积极作用。

（2）晒太阳：多晒太阳可以促进血清素和多巴胺分泌，改善心情，同时也能补充阳气。建议每天 9：00—11：00，晒太阳 20 ~ 30 分钟。

6. 药物治疗　在医生的指导下，根据个人体质服用温阳补血、散寒通脉的中药方剂，如四物汤、当归四逆汤等。每日服 1 剂，水煎服。

四、实 训 操 作

1. 穴位保健实训

（1）穴位选取：关元、气海、足三里、三阴交、百会等穴位。

（2）推拿：用中指或食指指腹按揉穴位，力度适中，以感到酸胀但不疼痛为宜。每次持续 3 ~ 5 分钟，每天 2 ~ 3 次。

（3）艾灸：将点燃的艾条悬空于穴位上方 3 ~ 5cm 处，以感到温热而不烫伤为宜。保持恒定距离，不断移动艾条以避免局部受热过度。每周艾灸 2 ~ 3 次，每个穴位 15 ~ 20 分钟。艾灸具有温通经络、散寒除湿、调和气血的作用，能有效改善血虚寒凝的症状。

2. 药膳制作实训

当归生姜羊肉汤，源于《金匮要略》。

（1）材料准备：当归 20g，生姜 30g，羊肉 500g，食盐、黄酒、葱、胡椒粉等调料适量。

（2）制作过程：将羊肉洗净，除去筋膜，切成小块，焯水去腥，沥干备用；生姜洗净切成薄片，下锅内略炒片刻，再倒入羊肉，微炒，铲起。当归洗净，用纱布松松包捆扎，与炒后的生姜羊肉一并放在砂锅里，加适量清水、黄酒，武火煮沸后改用文火煲 2 ~ 3 小时，至羊肉熟烂，加盐调味。服用前可以适当加一点盐和葱、胡椒粉等调料，吃肉喝汤。

（3）药膳功效：温中补血，调经散寒。用于血虚寒凝证，包括阳虚寒凝所致的腹痛、疝气痛、疲倦乏力、恶风畏冷、四肢逆冷、面色苍白；妇女血虚寒凝之月经不调、血虚经少、痛经、经期头痛、寒疝、乳胀、子宫发育不良、胎动不安、习惯性流产、产后气血虚弱之腹痛、血虚乳少、恶露不止等症。

（4）方解：血虚寒凝证治宜温中补血、调经散寒。方中当归补血调经、活血化瘀、缓急止痛、润肠通便，其特点是补血不滞血、活血不伤血，为调经补血第一要药。羊肉为血肉有情之品，性温热，暖中补虚、补肾填精、开胃壮力、散寒除湿。当归配羊肉，以增强羊肉补虚温阳之力，使该汤既补血活血，又能止痛。生姜温散，以助羊肉散寒暖胃，又可除羊肉之膻味。合而为汤，活血养血，温中补虚，散寒调经止痛。本方是医圣张仲景用来治疗虚寒腹痛之名方，组成简单，效果显著，是一道风味独特的药膳，特别适宜于体质虚寒者日常食用。

张仲景提出，如寒多者，重用生姜，可达 500g；痛多而呕者，加陈皮、白术可作本汤运用参考。阴虚有热、湿盛中满者不宜服用本汤。年老体弱，常发热、咽喉肿痛、口舌溃烂者慎用。

（5）注意事项：①食用应适量，避免上火。②药膳可每周食用 2～3 次，根据个人口味和身体状况适当调整食用频率。③食用时应注意温度，避免烫伤。同时，要结合适当的运动和良好的作息，以增强养生效果。

3. 养生药膳品鉴实训

通过品鉴，方便学生了解并掌握药膳的口感、色泽、香气等特征，从而能够科学评估药膳的制作技艺和配方的合理性，提出改进建议。

将学生分组制作药膳，各组学生依次品尝所制作的药膳，并从以下几个方面进行品鉴。

（1）外观：观察色泽是否自然，形态是否完整，根据药膳的具体形态，可从药膳的浓稠度、色泽、汤色、形状和表面质地等指标进行观察。

（2）香气：闻药膳散发的气味，判断是否有食材本身的香气，以及香气是否协调。

（3）口感：品尝时感受质地，如粥的软糯、汤的醇厚、糕点的嚼劲；味道是否适中，药味与食材味道是否融合，有无异味。

（4）功效理解：结合药膳的配方和自身感受，讨论对功效的理解，如食用后是否感觉肠胃舒适，身体困重感是否减轻等。

（5）品鉴结论：各组学生将药膳品鉴的感受和调整建议认真记录到养生药膳品鉴记录表（表 10-1）。通过品鉴，可以加深对药膳功效的认识，从而为患者提供更加精准的养生服务。

表 10-1　养生药膳品鉴记录表

品鉴指标	品鉴结果	调整建议
外观（色泽、表面质地等）		
香气		
口感		
药膳效果		

医者仁心

大医精诚——养生实践的德技之育

在中医养生保健技能实训教学设计中，实训前，强调"大医精诚"理念，让学生明白不仅要提升技能，更要心怀仁爱。实训中，要求学生严谨操作，培养其科学精神与责任感。引导学生认识到中医养生保健是传统文化瑰宝，增强民族自豪感。鼓励学生将所学用于服务他人，树立奉献意识，传承和弘扬中医养生文化。

？ 思 考 题

1. 简述治未病的干预方式。
2. 试述亚健康的养生原则。

本章数字资源

参考文献

［1］潘华山.运动医学［M］.北京：中国中医药出版社，2023.

［2］潘华山.运动康复［M］.广州：广东教育出版社，2022.

［3］蒋力生，叶明花.中医养生学［M］.北京：科学出版社，2023.

［4］吕立江，邰先桃.中医养生保健学［M］.北京：中国中医药出版社，2023.

［5］顾一煌，王金贵.中医养生方法技术学［M］.北京：中国中医药出版社，2020.

［6］马烈光，章德林.中医养生学［M］.北京：中国中医药出版社，2021.

［7］谢梦洲，朱天民.中医药膳学［M］.北京：中国中医药出版社，2021.

［8］王琦.中医体质学［M］.北京：中国中医药出版社，2021.

［9］陈秋言，邹灿，万李，等.站桩功的中医理论诠释［J］.中国运动医学杂志，2024，43（7）：587-591.

［10］曹裕安.二十四式简化太极拳［M］.北京：中国中医药出版社，2013.

［11］马建超.二十四式太极拳［M］.北京：人民体育出版社，2021.

［12］张旭，张峰.二十四式简化太极拳体用入门［M］.西安：西安地图出版社，2004.

［13］李德印.24式太极拳教与学［M］.北京：北京体育大学出版社，2019.

［14］宗维洁.名师精讲二十四式太极拳［M］.北京：人民体育出版社，2021.

［15］侯雯.二十四式太极拳［M］.郑州：河南科学技术出版社，2019.

［16］高崇.图解24式杨氏太极拳（视频学习版）［M］.北京：人民邮电出版社，2018.

［17］高崇.零基础学杨氏太极拳（视频学习版）［M］.北京：人民邮电出版社，2018.

［18］韩旭.24式太极拳［M］.北京：化学工业出版社，2017.

［19］刘海飙.简化太极拳入门到精通［M］.北京：化学工业出版社，2015.

［20］刘玉超 陈文华.传统功法康复学［M］.北京：中国中医药出版社，2022.

［21］肖跃红.中医适宜技术［M］.北京：中国中医药出版社，2018.

［22］陈建尔.中国传统康复技术［M］.北京：人民卫生出版社，2023.

［23］吕明.推拿功法学［M］.北京：人民卫生出版社，2016.

［24］刁庆春，刘朝圣.皮肤亚健康学［M］.北京：中国中医药出版社，2018.

［25］邓沂.老年中医养生保健［M］.合肥：安徽科学技术出版社，2020.

［26］唐成林.中医养生与保健［M］.重庆：重庆大学出版社，2014.

［27］中华中医药学会.亚健康中医临床指南［M］.北京：中国中医药出版社，2006.

［28］王文举，吴海明.中医养生保健素养常识［M］.石家庄：河北科学技术出版社，2016.

［29］章海风.中医养生方法技术学［M］.北京：中国纺织出版社有限公司，2022.

［30］张光宇，吴涛.推拿手法［M］.北京：中国中医药出版社，2018.

［31］赵毅，季远.推拿手法［M］.北京：中国中医药出版社，2013.

［32］涂国卿，张建忠.推拿学［M］.北京：中国中医药出版社，2018.

［32］俞大方.推拿学［M］.上海：上海科技出版社，2022.